W0253809

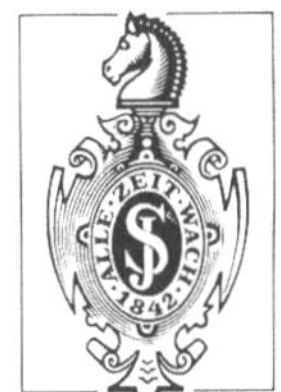

H. Hippius M. Ortner E. Rüther (Hrsg.)

Psychiatrische Erkrankungen in der ärztlichen Praxis

Mit Beiträgen von
V. Beck P. Eva-Condemarin M. M. Fichter
G. Gerhardt R. Grohmann I. Hand H. Hippius
M. Linden N. Matussek F. Müller-Spahn
M. Ortner W. Poser E. Rüther L. G. Schmidt
W. Spann B. Wolf M. G. Wolfersdorf
D. v. Zerssen

Mit 19 Tabellen

Springer-Verlag
Berlin Heidelberg New York
London Paris Tokyo
Hong Kong Barcelona Budapest

Herausgeber

Professor Dr. Hanns Hippius
Ludwig-Maximilians-Universität München
Psychiatrische Klinik und Poliklinik
Nußbaumstraße 7, 8000 München 2

Dr. Margot Ortner
Bezirkskrankenhaus Augsburg
Dr.-Mack-Straße 1, 8900 Augsburg

Professor Dr. Eckart Rüther
Georg-August-Universität Göttingen
Psychiatrische Klinik
von-Siebold-Straße 5, 3400 Göttingen

ISBN-13: 978-3-540-53024-4 e-ISBN-13: 978-3-642-75995-6
DOI: 10.1007/978-3-642-75995-6

CIP-Titelaufnahme der Deutschen Bibliothek
Psychiatrische Erkrankungen in der ärztlichen Praxis / H. Hippius ... (Hrsg.). Mit Beitr. von V. Beck ... - Berlin ; Heidelberg ; New York ; London ; Paris ; Tokyo ; Hong Kong ; Barcelona : Springer, 1991
(Forum Galenus Mannheim ; 21)
ISBN 3-540-53024-X (Berlin ...)
NE: Hippius, Hanns [Hrsg.]; Beck, V. [Mitverf.]; Galenus-GmbH ⟨Mannheim⟩: Forum Galenus Mannheim

Dieses Werk ist urheberrechtlich geschützt. Die dadurch begründeten Rechte, insbesondere die der Übersetzung, des Nachdrucks, des Vortrags, der Entnahme von Abbildungen und Tabellen, der Funksendung, der Mikroverfilmung oder der Vervielfältigung auf anderen Wegen und der Speicherung in Datenverarbeitungsanlagen, bleiben, auch bei nur auszugsweiser Verwertung, vorbehalten. Eine Vervielfältigung dieses Werkes oder von Teilen dieses Werkes ist auch im Einzelfall nur in den Grenzen der gesetzlichen Bestimmungen des Urheberrechtsgesetzes der Bundesrepublik Deutschland vom 9. September 1965 in der jeweils geltenden Fassung zulässig. Sie ist grundsätzlich vergütungspflichtig. Zuwiderhandlungen unterliegen den Strafbestimmungen des Urheberrechtsgesetzes.

©Springer-Verlag Berlin Heidelberg 1991

Die Wiedergabe von Gebrauchsnamen, Warenbezeichnungen usw. in diesem Werk berechtigt auch ohne besondere Kennzeichnung nicht zu der Annahme, daß solche Namen im Sinn der Warenzeichen- und Markenschutzgesetzgebung als frei zu betrachten wären und daher von jedermann benutzt werden dürften.

Produkthaftung: Für Angaben über Dosierungsanweisungen und Applikationsformen kann vom Verlag keine Gewähr übernommen werden. Derartige Angaben müssen vom jeweiligen Anwender im Einzelfall anhand anderer Literaturstellen auf ihre Richtigkeit überprüft werden.

Satz-, Druck- und Bindearbeiten: Appl, Wemding
25/3145-543210 - Gedruckt auf säurefreiem Papier

Vorwort

Die „Psychiatrischen Gespräche am Gasteig" wurden 1986 als neue Form der Fortbildung erstmalig durchgeführt. Das Ziel dieser „Gespräche" in einem kleinen Kreis von 10 bis 15 Fachleuten ist die komprimierte Information der niedergelassenen Allgemeinärzte und Internisten über Fragen der Psychiatrie und der psychiatrischen Pharmakotherapie.
Die Behandlung psychisch Kranker gehörte früher nicht zum Aufgabenbereich dieser Ärztegruppen. Das hat sich jedoch geändert; zunehmend mehr psychiatrische Patienten können von niedergelassenen praktischen und Allgemeinärzten, von Internisten und Ärzten anderer Fachdisziplinen behandelt werden. So wichtig diese Entwicklung zur Verbesserung der ambulanten Versorgung der psychisch Kranken ist - sie setzt voraus, daß die niedergelassenen Ärzte für den Umgang mit psychisch Kranken und die sachgerechte Therapie psychiatrischer Krankheiten über Kompetenz und Erfahrung verfügen oder bereit sind, diese Kompetenz zu erwerben. Viele niedergelassene Ärzte zögern oft, die Behandlung psychiatrischer Patienten zu übernehmen und überweisen sie sehr schnell an den Psychiater. Das ist sicher in vielen Fällen ein richtiger Weg, dennoch ist es zu begrüßen, daß das Interesse der psychiatrisch nicht-weitergebildeten niedergelassenen Ärzte an der Behandlung psychiatrischer Patienten wächst. Depressive, womöglich sogar suizidgefährdete Patienten, Patienten mit Angstsyndromen oder Eß-Störungen gehören heute bereits zur täglichen Erfahrung in der ambulanten Sprechstunde vieler Ärzte. Bei vielen dieser Patienten könnte die allgemeine ärztliche Behandlung, in manchen Fällen auch eine gezielte Psychotherapie, durch Verordnung von Antidepressiva ergänzt und verbessert werden. Doch viele Ärzte sind mit der Anwendung von Antidepressiva noch keineswegs so vertraut, daß sie sich bei deren Verschreibung völlig sicher fühlen. Deswegen standen bei den beiden ersten „Psychiatrischen Gesprächen am Gasteig" vor allem die Depressionsbehandlung und insbesondere die Indikationen, das therapeutische Wirkungsbild und die Risiken der Antidepressiva thematisch im Mittelpunkt. Auch die Möglichkeiten und Grenzen des Einsatzes der Antidepressiva bei der Behandlung von Angst- und Schmerz-Syndromen wurden behandelt. Bei den „3. Gasteig-Gesprächen"

wurde nun das in der Öffentlichkeit zunehmend lebhafter diskutierte Problem der langfristigen Anwendung von Antidepressiva und Psychopharmaka ganz allgemein von verschiedenen Seiten her beleuchtet: Können Patienten von Antidepressiva abhängig werden? Kann es zur Ausbildung süchtiger Abhängigkeit kommen? Auch die Frage nach der Verkehrstüchtigkeit der unter antidepressiver Medikation stehenden Patienten und das in diesem Zusammenhang auftauchende Problem der Verantwortlichkeit des behandelnden Arztes wurde erörtert. Schließlich wurde das Thema der Suizidalität erneut (diesmal u. a. mit besonderer Berücksichtigung der Suizidalität im höheren Lebensalter) aufgegriffen.

So wichtig die Verbesserung der Kenntnisse über die Medikamentengruppe der Antidepressiva ist - deren therapeutischer Einsatz bei Depressionen (aber in bestimmten Grenzen auch bei Angst-Patienten, bei bulimischen Eß-Störungen und psychosomatisch kranken Patienten) wird nur dann voll zur Wirkung kommen, wenn die Medikamente im Rahmen eines Gesamtbehandlungsplans verordnet werden. Dazu gehört, daß Medikamente nur dann tatsächlich sachgerecht eingesetzt werden, wenn gleichzeitig auch ärztlich-psychotherapeutische Grundsätze Berücksichtigung finden. Deswegen wurden bei allen „Gasteig-Gesprächen“ die allgemeinen Möglichkeiten der Behandlung psychiatrischer Patienten in der Allgemeinpraxis ausführlich erörtert. Diesmal standen in dieser Hinsicht die besonderen Probleme der psychosomatischen Erkrankungen, der bulimischen Eß-Störungen und der Angst-Syndrome im Vordergrund.

Auch in diesem 3. Band der Reihe wurde die Themenbearbeitung wieder in der inzwischen bewährten Form beibehalten. Jedes der 12 Themen wurde von einem erfahrenen Fachmann in einem Übersichtsreferat dargestellt; dann folgte jeweils die Diskussion, deren wesentliche Ergebnisse in diesem Buch im Anschluß an jedes der Einzelreferate abgedruckt worden sind. Dadurch soll dem Leser gezeigt werden, daß bei manchen Problemen auch bei den Fachleuten noch unterschiedliche Auffassungen und Ansichten bestehen können. Das sollte für jeden Arzt der Anlaß sein, sich bei jedem einzelnen seiner Patienten dieser noch offenen Fragen zu erinnern, um sich ein eigenes Urteil bilden zu können. Um jedoch all die Punkte, über die ein Konsens bestand, für den praktisch tätigen Arzt möglichst gut nutzbar zu machen, sind - wie bei den vorausgehenden „Gasteig-Gesprächen“ - die wesentlichen Ergebnisse in „Merksätzen für die Praxis“ zusammengefaßt worden.

München und Göttingen,
im März 1991

H. Hippius
M. Ortner
E. Rüther

Inhaltsverzeichnis

Verzeichnis der Anschriften

Dr. V. Beck
Medizinisch-Wissenschaftliche Abteilung
Boehringer Mannheim GmbH
Sandhofer Straße 116, 6800 Mannheim 31

Dr. P. Eva-Condemarin
Psychiatrische Klinik der Universität Göttingen
von-Siebold-Straße 5, 3400 Göttingen

Professor Dr. M. M. Fichter
Psychosomatische Klinik Roseneck
Am Roseneck 6, 8210 Prien am Chiemsee

Dr. G. Gerhardt
Auf dem Saal 2, 6509 Wendelsheim

Dr. Renate Grohmann
Psychiatrische Klinik und Poliklinik der Universität München
Nußbaumstraße 7, 8000 München 2

Professor Dr. I. Hand
Universitätskrankenhaus Eppendorf
Martinistraße 52, 2000 Hamburg 20

Professor Dr. H. Hippius
Psychiatrische Klinik und Poliklinik der Universität München
Nußbaumstraße 7, 8000 München 2

Priv-Doz. Dr. Dipl.-Psych. M. Linden
Psychiatrische Klinik und Poliklinik
der Freien Universität Berlin
Eschenallee 3, 1000 Berlin 19

Professor Dr. N. Matussek
Psychiatrische Klinik und Poliklinik der Universität München
Nußbaumstraße 7, 8000 München 2

Professor Dr. F. Müller-Spahn
Psychiatrische Klinik der Universität Göttingen
von-Siebold-Straße 5, 3400 Göttingen

Dr. Margot Ortner
Bezirkskrankenhaus
Dr.-Mack-Straße 1, 8900 Augsburg

Professor Dr. W. Poser
Psychiatrische Klinik der Universität Göttingen
von-Siebold-Straße 5, 3400 Göttingen

Professor Dr. E. Rüther
Georg-August-Universität, Psychiatrische Klinik
von-Siebold-Straße 5, 3400 Göttingen

Dr. med. Dipl.-Psych. L. G. Schmidt
Psychiatrische Klinik und Poliklinik
der Freien Universität Berlin
Eschenallee 3, 1000 Berlin 19

Professor Dr. Dr. hc. W. Spann
Institut für Rechtsmedizin
Frauenlobstraße 7a, 8000 München 2

Dr. Barbara Wolf
Psychiatrische Klinik und Poliklinik der Universität München
Nußbaumstraße 7, 8000 München 2

Priv.-Doz. Dr. M. G. Wolfersdorf
Psychiatrisches Landeskrankenhaus Weissenau
Abteilung Psychiatrie I der Universität Ulm
7980 Ravensburg-Weissenau

Professor Dr. D. v. Zerssen
Max-Planck-Institut für Psychiatrie
Kraepelinstraße 10, 8000 München 40

Antidepressiva-Langzeitmedikation

M. Linden

Wann ist von einer Antidepressiva-Langzeitmedikation zu sprechen?

Beginnt man eine Antidepressivabehandlung neu, dann ist in den ersten Tagen abhängig vom jeweiligen Präparat zunächst nur mit einer unspezifischen, sedierenden und entspannenden Wirkung zu rechnen, die in Einzelfällen aber durchaus auch schon zu einer wesentlichen Entlastung führen kann. Die eigentliche antidepressive Wirkung tritt in der Regel jedoch erst mit einer Latenz von 8-14 Tagen auf und führt dann zu einer allmählichen Besserung (Quitkin et al. 1984; Benkert u. Hippius 1986). Berücksichtigt man des weiteren, daß die Behandlung in der Regel einschleichend begonnen wird und es deshalb einige Tage dauert, bis ein wirksamer Serumspiegel erreicht ist, dann muß für eine Akutbehandlung, selbst bei optimalem Verlauf, mit mindestens 4 Wochen Behandlungszeit gerechnet werden. Wird eine Behandlung vor dieser Zeit beendet, was in der täglichen Praxis nicht selten ist (Linden 1986), dann kann nicht von einer Antidepressiva-Regelbehandlung gesprochen werden. Bis dahin handelt es sich entweder um vorfristige Behandlungsabbrüche, evtl. Spontanremissionen oder sonstige therapeutische Wirkungen, die nicht mit der eigentlichen antidepressiven Wirkung identisch sind, wie beispielsweise Sedierung. Von daher ist es gerechtfertigt, jede Antidepressivabehandlung, die weniger als 4 Wochen gedauert hat, als Kurzzeittherapie zu bezeichnen und gesondert zu betrachten.

Die antidepressive Regelbehandlung dauert mindestens 4 Wochen. Hinzu kommt, daß auch bei Eintritt einer Vollremission innerhalb dieser Zeit die antidepressive Medikation dennoch nicht sofort abgesetzt, sondern 3-6 Monate nach völligem Abklingen der depressiven Symptomatik als sog. Erhaltungstherapie fortgeführt werden sollte. Die Erfahrung zeigt, daß bei zu kurzfristigem Beenden der antidepressiven Medikation mit Frührezidiven gerechnet werden muß (Coppen et al. 1978; Benkert u. Hippius 1986). Eine Antidepressiva-Regelbehandlung setzt sich also zusammen aus der Akutbehandlung von einigen Wochen und der anschließenden Nachbehandlung von wenigen Monaten. Eine Regelbehandlung erstreckt sich damit zwischen 1 Monat und 1 Jahr.

Eine Antidepressivabehandlung, die länger als 1 Jahr kontinuierlich andauert, gewinnt eine neue Qualität und ist als Langzeitbehandlung zu bezeichnen. Es handelt sich jetzt nicht mehr um eine Akutbehandlung, da nunmehr Therapieziele wie -probleme im Vordergrund stehen, die in jedem Fall über die Therapie einer akuten depressiven Episode hinausgehen, was im folgenden noch näher auszuführen ist.

Es stellt sich schließlich noch die Frage, ob von der Langzeitbehandlung auch noch eine Ultralangzeitbehandlung abgegrenzt werden sollte. Wie noch zu besprechen sein wird, hat auch eine Langzeitbehandlung ein Ende. In der Praxis finden sich aber Patienten, bei denen die Behandlungsdauer nicht mehr in Jahren, sondern in Jahrzehnten zu messen ist, d. h. Patienten, bei denen es offensichtlich um eine lebenslange Behandlung mit Antidepressiva geht. In diesen Fällen stellt sich die Frage nach der Indikation, nach den Wirkungen und evtl. Nebenwirkungen noch einmal anders, als bei den eigentlichen Langzeitbehandlungen. Behandlungen über 10 Jahre hinaus sollten deshalb als Ultralangzeitbehandlungen bezeichnet werden.

Was sind die Ziele einer Antidepressiva-Langzeitmedikation?

Depressive Erkrankungen gehen in der Mehrzahl der Fälle mit einer Vollremission einher, sie haben aber auch eine hohe Rezidivneigung und können durchaus auch in chronische Verläufe übergehen. Nach einschlägigen Übersichten (Kessler 1978) muß man davon ausgehen, daß depressive Erkrankungen in Jahresfrist etwa in zwei Drittel der Fälle rezidivieren. Diese Rückfallneigung kann im Einzelfall unterschiedlich sein mit einer erhöhten Rate bei anamnestisch bekanntem rezidivierenden Verlauf, bei längerer Erkrankungsdauer und älteren Patienten und möglicherweise auch bei bipolaren Erkrankungen. Diese Rezidivgefahr besteht bei endogen Depressiven ebenso wie bei neurotisch Depressiven, für die beispielsweise Rickels et al. (1980) sogar eine Rückfallrate von 87% innerhalb von 6 Monaten berichten.

Neben den typisch rezidivierenden Verläufen mit zwischenzeitlicher Vollremission sind auch chronisch depressive Erkrankungen nicht ganz selten. Überschlagsmäßig muß mit etwa 10–30% an chronischen Verläufen gerechnet werden (Helmchen 1974; Weissman u. Klerman 1977; Keller et al. 1986).

Auf dem Hintergrund dieser Verlaufsmöglichkeiten ergeben sich für eine Antidepressiva-Langzeitmedikation mehrere Indikationen (Helmchen u. Linden 1980). Bei Vollremission kann ein Antidepressivum langzeitig verordnet werden mit der Zielsetzung, ein erneutes Rezidiv zu verhindern, d. h. es handelt sich um eine Rezidivprophylaxe. Bei Teilremission kann eine Antidepressiva-Langzeitmedikation sinnvoll sein in der Vorstellung, daß dadurch eine dauernde teilweise Besserung der Symptomatik erreicht wird. Bei insgesamt nicht hinreichender Besserung kann eine Antidepressivamedikation auch noch unter der Vorstellung verordnet werden, daß dadurch eine weitere Verschlechterung des Zustandes verhindert wird. Die Unterscheidung zwischen Symptomsuppression, Verschlechterungsprophylaxe und Therapie-Nonresponse mag aus wissenschaftlicher Sicht unmöglich bzw. sehr akademisch scheinen. Für die tägliche Praxis sind solche Denkmöglichkeiten aber von Bedeutung, weil sie die Voraussetzung dafür sind, daß eine Antidepressiva-Langzeitmedikation auch dann über Jahre hin fortgeführt wird, wenn kein zufriedenstellender Zustand erreicht worden ist, woraus eben nicht zwangsläufig auf ein Therapieversagen geschlossen werden muß. Verläßliche Kriterien, um das eine vom anderen zu unterscheiden, gibt es aber leider nicht und sind bestenfalls kasuistisch zu erschließen. Außerdem ist auch noch auf eine Antidepressiva-Langzeitmedikation hinzuweisen, die eine Langzeittherapie ohne Dauermedikation ist, nämlich die Intervallbehandlung, möglichst mit dem Ziel einer Frühintervention. Hierbei wird versucht, durch eine kontinuierliche Langzeitbeobachtung und Betreuung des Patienten den Zeitpunkt zu erkennen, zu dem sich ein erneutes Rezidiv ankündigt, das dann durch eine möglichst frühzeitige erneute Medikation abgefangen oder zumindest abgemildert werden soll. Hierbei kommt der subjektiven Vorerfahrung des Patienten wie auch seiner Kooperationsfähigkeit besondere Bedeutung zu.

Entsprechend der Zahlen zu den Rezidivraten und dem Anteil chronischer Verläufe finden sich Antidepressiva-Langzeitmedikationen in der täglichen ärztlichen Praxis häufig. In eigenen Untersuchungen (Linden 1986) lag der Anteil der kontinuierlichen Antidepressivabehandlungen in Querschnittserhebungen bei etwa 25% und je nach Präparat bei bis zu 44% der behandelten Fälle.

Wie ist eine Antidepressiva-Langzeitmedikation zu beginnen?

Die Entscheidung für eine Antidepressiva-Langzeitmedikation ist keine prognostisch-kategoriale Entweder-oder-Entscheidung, sondern das Ergebnis eines Therapieprozesses, in dessen Rahmen individuelle kasuistische Erfahrungen gesammelt und für die Therapieentscheidung nutzbar gemacht werden müssen (Linden 1988). Einige Entscheidungskriterien, die für eine Antidepressiva-Langzeitmedikation sprechen und die im Einzelfall natürlich sehr unterschiedliche Gewichtungen haben können, sind 1. eine Rezidivfrequenz von mehr als zweimal in zwei Jahren, 2. therapeutische Wirksamkeit eines bestimmten Antidepressivums in der Vorgeschichte, 3. gute frühere Verträglichkeit eines bestimmten Antidepressivums, 4. Rezidiverfahrungen nach Absetzversuchen, 5. nicht vollständige Symptomrückbildung, 6. deutliche Belastungsintoleranz mit Auftreten depressiver Symptomatik, 7. eine positive Einstellung des Patienten gegenüber einer medikamentösen Behandlung, 8. eine objektiv oder subjektiv deutliche Furcht vor einem Rezidiv, 9. eine gute Kooperationsfähigkeit des Patienten.

Wie aus dieser Kriterienliste erkenntlich, ist die Entscheidung für eine Langzeitmedikation stets das Ergebnis eines längeren Therapieprozesses, bei dem individuelle Erfahrungen von besonderer Bedeutung sind und bei dem auch die Einstellungen und Wertentscheidungen des Patienten von großer Wichtigkeit sind (Linden 1985). Letztlich kann nur der Patient selbst entscheiden, ob er die Risiken einer Langzeitmedikation oder das Leiden eines chronischen Verlaufs bzw. das Risiko eines Rückfalls vorzieht. Bei Langzeittherapien ist deshalb der Arzt mehr noch als bei anderen Behandlungen in der Rolle eines sachkundigen Beraters des Patienten.

Die Auswahl des für eine Langzeitbehandlung geeigneten Antidepressivums hat sich entsprechend ebenfalls an den individuellen Vorerfahrungen mit dem einzelnen Patienten zu orientieren. Nach den vorliegenden Erfahrungen aus der Literatur kann allen trizyklischen Antidepressiva eine Langzeitwirkung sowohl prophylaktisch wie therapeutisch zugesprochen werden, wenn auch bezüglich der atypischen Antidepressiva und MAO-Hemmer noch Fragen offen sind (Mindham et al. 1973; Prien 1974; Coppen et al. 1976; Paykel et al. 1976; Klerman et al. 1974; Kessler 1978; Bialos et al. 1982; Harkness et al. 1982; Hempel u. Kittel 1982; Mann 1983; Ayd 1984; Glen et al. 1984).

Bei der Prophylaxe depressiver Erkrankungen ist zu allererst auch an die Möglichkeit einer Lithiumbehandlung zu denken. Die jahrelange Wirksamkeit von Lithium als prophylaktische Medikation bei rezidivierenden Depressionen kann als gut gesichert gelten (Müller-Oerlinghausen u. Greil 1986). Deshalb sollte bei typischem phasenhaften Verlauf einer depressiven Erkrankung Lithium das Mittel der ersten Wahl sein. Dennoch spielt diese Behandlungsform mengenmäßig in der Praxis eher eine nachgeordnete Rolle im Vergleich zu den trizyklischen Antidepressiva (Linden 1986; König et al. 1988). Es muß offen bleiben, ob dies daran liegt, daß die Lithiumbehandlung unter ambulanten Bedingungen mit den erforderlichen Serumspiegelkontrollen als zu kompliziert angesehen wird oder daran, daß sie bei den häufig chronischen und vielfach auch multimorbiden Erkrankungen letztlich als doch nicht hinreichend wirksam erlebt wird. Immerhin ist interessant, daß auch bei den mit Lithium behandelten Patienten in der Mehrzahl der Fälle ständig oder zumindest vorübergehend noch andere Psychopharmaka mitverordnet werden (Kanowski u. Müller-Oerlinghausen 1973; Degkwitz et al. 1976; König et al. 1988).

Bezüglich der Dosierung von Antidepressiva gibt es in der Literatur unterschiedliche Empfehlungen. Einige empfehlen Dosierungen wie bei Akutbehandlungen, d. h. 150 mg/Tag und mehr bei Trizyklika (Kupfer et al. 1989). Andere Autoren, einschl. der

Arzneimittel-Kommission der Deutschen Ärzteschaft (Müller-Oerlinghausen 1984), empfehlen eine Reduktion auf etwa 75 mg/Tag eines trizyklischen Antidepressivums. Inwieweit diese Empfehlung aber bei der Behandlung depressiver Erkrankungen in der Ambulanz umgesetzt wird, muß offen bleiben, da dort von vornherein niedrigere Dosen verordnet werden (Linden 1986).

Inwieweit eine Langzeittherapie als Monotherapie durchgeführt werden kann, hängt ebenfalls von der Situation im Einzelfall ab. Grundsätzlich gilt, daß eine Monotherapie einer Kombinationsbehandlung oder einer Multimedikation vorzuziehen ist. In diesem Sinne sollte beispielsweise bei Schlafstörungen immer zunächst einmal versucht werden, über die Wahl des Antidepressivums, die Dosierung und die Verteilung über den Tag zu einer Besserung zu kommen, bevor mit einem zusätzlichen Tranquilizer oder Neuroleptikum behandelt wird. Gerade bei chronischen Depressionen sind diesem Ideal aber oft enge Grenzen gesetzt, da - wie noch zu zeigen ist - hier Kombinationsbehandlungen z. T. die Methode der Wahl sind.

In jedem Falle ist bei einer Langzeitmedikation eine kontinuierliche und unmittelbare ärztliche Betreuung sicherzustellen. Eine Antidepressiva-Langzeitmedikation darf sich nicht dahin entwickeln, daß sie nur noch in einer Rezeptweitergabe an den Patienten besteht. Dies ist wichtig, um evtl. Exazerbationen frühzeitig zu erkennen, um mit dem Patienten eine chronische Symptomatik gemeinsam tragen zu können, um den Zeitpunkt nicht zu verpassen, wann eine Langzeitmedikation zu beenden ist und um auf unerwünschte Arzneimittelwirkungen rechtzeitig reagieren zu können. Deshalb ist auch bei Langzeitmedikationen mindestens einmal im Quartal eine körperliche Screeninguntersuchung einschließlich basaler Laborparameter durchzuführen.

Wann ist eine Antidepressiva-Langzeitmedikation zu beenden?

Bei der Beendigung einer Langzeitmedikation muß zwischen einer Vollremission und einer Teilremission unterschieden werden (Prien u. Kupfer 1986). Bei Vollremission könnte man sagen, daß eine Langzeitmedikation abgesetzt werden sollte, weil sie nicht mehr gebraucht wird, da inzwischen ein Gesundungszustand erreicht ist, der keine weitere Behandlung mehr nötig macht. Ebensogut läßt sich aber auch sagen, daß der gute Therapieerfolg ein Beleg für die Wirksamkeit der Langzeitbehandlung ist, weshalb sie auf jeden Fall fortzuführen wäre (Cook et al. 1986).

Welche Alternative im Einzelfall die Richtige ist, ist prospektiv nicht zu beantworten. Deshalb ist zunächst der Patient zu fragen, welches Risiko er lieber eingeht, das eines evtl. Rückfalls oder das einer evtl. unnötigen Medikation. Bei Kooperation des Patienten und vor allem auch beim Vorliegen evtl. Risikofaktoren, d. h. beispielsweise dem Auftreten internistischer Erkrankungen, die für Antidepressiva eine relative Kontraindikation darstellen, sollte auf jeden Fall eine Medikamentenpause versucht werden. Dies bedeutet eine schrittweise Reduktion um jeweils 50% im Vierwochenrhythmus.

Bei Teilremissionen oder besonders auch bei fortbestehender deutlicher depressiver Symptomatik läßt sich argumentieren, daß die Medikation auf jeden Fall fortgeführt werden muß, da noch ein behandlungsbedürftiger Krankheitszustand besteht. Ebensogut läßt sich sagen, daß die Medikation abgesetzt werden sollte, da sie doch keine hinreichende Wirkung erbracht hat oder da sie möglicherweise sogar ursächlich an dem chronischen Zustand schuld sein könnte. Grundsätzlich gilt, daß Verläufe mit einer relevanten Symptompersistenz als depressive Problempatienten zu bezeichnen sind, bei denen in jedem Fall besondere therapeutische Anstrengungen zu unternehmen sind.

Es gibt vielfältige Behandlungsempfehlungen bei chronischen, therapieresistenten oder besser gesagt symptompersistierenden depressiven Verläufen, die in der Regel auch eine fachärztliche Mitbehandlung erforderlich machen (Paykel u. van Woerkom 1987; White u. Simpson 1987; Linden 1988; Wagner u. Klein 1988; Schmauss u. Meller 1989; Baldessarini 1989). Zunächst ist an eine Dosiserhöhung bis zu 300 mg/Tag eines trizyklischen Antidepressivums und evtl. auch an eine Serumspiegelkontrolle zu denken. Es besteht die Möglichkeit, die Applikationsform zu ändern und parenteral zu behandeln. Vor allem ist aber auch eine mehrwöchige Behandlungspause zu erwägen. Es kann auch das Antidepressivum gewechselt werden, wobei ein Übergang zu möglichst anderen chemischen Klassen vorgenommen werden sollte. Von besonderer Bedeutung sind die Kombinationsbehandlungen mit Lithium, Oxitriptan, Neuroleptika und in Sonderfällen auch mit MAO-Hemmern, Nootropika, Stimulanzien oder Hormonen wie Thyroxin oder Östrogen. Weiterhin gibt es auch die Möglichkeit zur Kombination mit mehrfachen Schlafentzügen, gezielter Psychotherapie oder Bewegungstherapie. Schließlich steht auch die Möglichkeit einer stationären Behandlung und ggf. einer Elektrokrampfbehandlung zur Diskussion. Grundsätzlich gilt, daß auf jeden Fall die genannten Behandlungsalternativen konsequent und systematisch durchgeführt werden sollten, um Fälle von Pseudo-Therapieresistenz und iatrogener Chronifizierung zu vermeiden (Weissman u. Klerman 1977; Bridges 1983).

Welche Probleme sind bei der Antidepressiva-Langzeitmedikation zu erwarten?

Das Hauptproblem bei Antidepressiva-Langzeitbehandlungen ist die Zeit an sich. Bei langen Behandlungsverläufen haben Patienten wie Ärzte eine Tendenz, sich an einen bestimmten Zustand zu gewöhnen, d. h. also eine Teilremission als unabänderlich hinzunehmen, obwohl bei konsequenter Therapie durchaus eine Besserung zu erreichen wäre. Von daher gilt, daß bei jeder Langzeitbehandlung ein Jahresgedächtnistag eingeführt werden sollte, zu dem eine kritische Überprüfung von Indikationen und Kontraindikationen sowie Status der Langzeitbehandlung zu erfolgen hat. Nur dadurch kann verhindert werden, daß Langzeitbehandlungen durch Gedankenlosigkeit zu unnötigen, ggf. auch unwirksamen oder auch schädlichen chronischen Medikationen werden. Auch und gerade Langzeitmedikationen sollten zu jedem Zeitpunkt indiziert sein.

Hinsichtlich unerwünschter Begleitwirkungen von Antidepressiva-Langzeitbehandlungen sind auch nach 30 Jahren Therapieerfahrung die Erkenntnisse eher noch begrenzt. Bei abruptem Absetzen nach Langzeitbehandlungen kann es zu akuten Entzugssymptomen mit Übelkeit, Erbrechen, Unruhe, Schlafstörungen oder Antriebssteigerungen kommen (Dilsaver u. Greden 1984; Tyrer 1984). Im Laufe der Zeit kann es auch zu einem Verlust der antidepressiven Wirksamkeit kommen (Mann 1983; Cohen u. Baldessarini 1985). Es gibt die Sorge, daß Antidepressiva langfristig zu einer Chronifizierung depressiver Verläufe beitragen können und daß beispielsweise früher periodisch verlaufende Depressionen unter Behandlung zu instabilen und chronischen depressiven Verläufen werden (Arnold 1969). Es wird des weiteren vor allem aus theoretischen Gründen diskutiert, daß Antidepressiva bei älteren Patienten zur Minderung der kognitiven Leistungsfähigkeit und zur Förderung dementieller Prozesse beitragen könnten (Kral 1982). Welche Relevanz das derzeit für die Praxis hat, ist nicht zu entscheiden. Diese Aspekte müssen aber jedem Arzt bekannt sein und sorgfältig bedacht werden.

Weissman u. Kasl (1976) empfehlen deshalb aus grundsätzlichen Überlegungen trotz von ihnen selbst belegter Wirksamkeit einer Antidepressiva-Dauerbehandlung dennoch eine Intervallbehandlung. Was im Einzelfall letztendlich sinnvoll ist, hängt, wie gezeigt werden sollte, in besonderem Maße von der jeweiligen individuellen Situation ab. Grundsätzlich sind die Erfahrungen mit einschlägigen Langzeitbeobachtungen (Ayd 1984) jedoch so, daß eine solche Medikationsform zum ärztlichen Behandlungsrepertoire zählt und auch bei vielen Erkrankungen eine sinnvolle Behandlungsalternative mit guter therapeutischer Wirksamkeit darstellt.

Literatur

Arnold OH (1969) Zur Frage der Abwandlung depressiver Verläufe nach Antidepressiva. In: *Hippius H, Selbach H* (Hrsg) Das depressive Syndrom. Urban & Schwarzenberg, München

Ayd FJ (1984) Long-term treatment of chronic depression: 15-years experience with Doxepin HCL. J Clin Psychiatry 45: 39-45

Baldessarini RJ (1989) Current status of antidepressants: Clinical pharmacology and therapy. J Clin Psychiatry 50: 117-126

Benkert O, Hippius H (1986) Psychiatrische Pharmakotherapie. Springer, Berlin Heidelberg New York Tokyo

Bialos D, Giller E, Jatlow P, Docherty J, Harkness L (1982) Recurrence of depression after discontinuation of long-term amitriptyline treatment. Am J Psychiatry 139: 325-329

Bridges PK (1983) ... and a small dose of an antidepressant might help. Br J Psychiatry 142: 626-628

Cohen BM, Baldessarini RJ (1985) Tolerance to therapeutic effects of antidepressants. Am J Psychiatry 142: 489-490

Cook BL, Helms PM, Smith RE, Tsai M (1986) Unipolar depression in the elderly. Reoccurence on discontinuation of tricyclic antidepressants. J Affect Dis 10: 91-94

Coppen A, Montgomery SA, Gupta RK, Bailey JE (1976) A double-blind comparison of lithium carbonate and maprotiline in the prophylaxis of affective disorders. Br J Psychiatry 128: 479-485

Coppen A, Ghose K, Montgomery S, Rama Rao VA, Bailey J, Jorgensen A (1978) Continuation therapy with amitriptyline in depression. Br J Psychiatry 133: 28-33

Degkwitz R, Consbruch U, Haddenbrock S, Neusch B, Oehlert W, Unsold R (1976) Therapeutische Risiken bei der Langzeitbehandlung mit Neuroleptika und Lithium. Nervenarzt 47: 81-87

Dilsaver SC, Greden JF (1984) Antidepressant withdrawal phenomena. Biol Psychiatry 19: 237-256

Glen AIM, Johnson AL, Shepherd M (1984) Continuation therapy with lithium and amitriptyline in unipolar depressive illness: a randomized, double-blind, controlled study. Psychol Med 14: 37-50

Harkness L, Giller EL, Bialos D, Waldo MC (1982) Chronic depression: Response to amitriptyline after discontinuation. Biol Psychiatry 17: 913-917

Helmchen H (1974) Symptomatology of therapy-resistant depressions. Pharmacopsychiatry 7: 145-156

Helmchen H, Linden M (1980) Prophylaxe der manisch-depressiven Erkrankung. In: *Peters UH* (Hrsg) Die Psychologie des 20. Jahrhunderts, Bd X: Psychiatrie. Kindler, München

Hempel HD, Kittel E (1982) Zur längerfristigen thymoleptischen Behandlung depressiver Zustände unter besonderer Berücksichtigung spätdepressiver Erkrankungen. Psychiatr Neurol Med Psychol 34: 657-662

Kanowski S, Müller-Oerlinghausen B (1973) Need for additional medication in outpatients during three years of prophylactic lithium treatment. In: *Ban TA* et al. (eds) Psychopharmacology, sexual disorders and drug abuse. North Holland, Amsterdam

Keller MB, Lavori PW, Rice J, Coryell W, Hirschfeld RMA (1986) The persistent risk of chronicity in recurrent episodes of nonbipolar major depressive disorder: a prospective followup. Am J Psychiatry 143: 24-28

Kessler KA (1978) Tricyclic antidepressants: Mode of action and clinical use. In: *Lipton MA*, DiMascio A, Killam KF (eds) Psychopharmacology. A generation of progress. Raven Press, New York

Klerman GL, DiMascio A, Weissman MM, Prusoff PA, Paykel ES (1974) Treatment of depression by drugs and psychotherapy. Am J Psychiatry 131: 186-191

König W, Rissom R, Kalfoglu G, Stein A, Reimer F (1988) Long-term therapy of affective disorders: Monotherapy or polypharmacy? Pharmacopsychiatry 21: 272-273

Kral VA (1982) Depressive Pseudodemenz und senile Demenz vom Alzheimer-Typ. Nervenarzt 53: 284-286
Kupfer DJ, Perel JM, Frank E (1989) Adequate treatment with imipramine in continuation treatment. J Clin Psychiatry 50: 250-255
Linden M (1985) Krankheitskonzepte von Patienten. Psychiatr Prax 12: 8-12
Linden M (1986) Phase-IV-Forschung. Antidepressiva in der Nervenarztpraxis. Springer, Berlin Heidelberg New York Tokyo
Linden M (1988) Die Bedeutung der Zeit für die Therapie depressiver Syndrome in der ambulanten Praxis. In: *Hippius P, Schmauss M* (Hrsg) Aktuelle Aspekte der Psychiatrie in Klinik und Praxis. Zuckschwerdt, München
Mann JJ (1983) Loss of antidepressant effect with long-term monoamine oxidase inhibitor treatment without loss of monoamine oxidase inhibition. J Clin Pharmacol 3: 363-366
Mindham RHS, Howland C, Shepherd M (1973) An evaluation of continuation therapy with tricyclic antidepressants in depressive illness. Psychol Med 3: 5-17
Müller-Oerlinghausen B (1984) Depression. Arzneiverordnung in der Praxis 8/1984
Müller-Oerlinghausen B, Greil W (1986) Die Lithiumtherapie. Springer, Berlin Heidelberg New York Tokyo
Paykel ES, DiMascio A, Klerman GL, Prusoff BA, Weissman MM (1976) Maintenance therapy of depression. Pharmacopsychiatry 9: 127-136
Paykel ES, Woerkom AE van (1987) Pharmacologic treatment of resistant depression. Psychiat Annal 17: 327-331
Prien RF (1974) Prophylactic treatment of recurrent depressions: Observations from a multihospital collaborative study. In: *Angst J* (ed) Classification and prediction of outcome of depression. Schattauer, Stuttgart
Prien RF, Kupfer DJ (1986) Continuation therapy for major depressive episodes: how long should it be maintained? Am J Psychiatry 143: 18-23
Quitkin FM, Rabkin JG, Ross D, McGrath PJ (1984) Duration of antidepressive drug treatment. What is an adequate trial? Arch Gen Psychiatry 41: 238-245
Rickels K, Case WG, Diamond L (1980) Relapse after short-term drug therapy in neurotic outpatients. Int Pharmacopsychiatry 15: 186-192
Schmauss M, Meller I (1989) Die „therapieresistente Depression" - Ursachen und Behandlungsmöglichkeiten. Psychiat Prax 16: 101-108
Tyrer P (1984) Clinical effects of abrupt withdrawal from tricyclic antidepressants and monoamine oxidase inhibitors after long-term treatment. J Affect Dis 6: 1-7
Wagner SG, Klein DF (1988) Drug therapy strategies for treatment-resistant depression. Psychopharmacol Bull 24: 69-74
Weissman MM, Kasl SV (1976) Help-seeking in depressed out-patients following maintenance therapy. Br J Psychiatry 129: 252-260
Weissman MM, Klerman GL (1977) The chronic depressive in the community: Unrecognized and poorly treated. Compr Psychiatry 18: 523-532
White K, Simpson G (1987) Treatment-resistant depression. Psychiat Ann 17: 274-278

Diskussion

Poser: Den Indikationen für eine Langzeitmedikation mit Antidepressiva sollen zwei weitere hinzugefügt werden. Anticholinerg wirksame Antidepressiva sind meines Wissens die besten Medikamente gegen Streßinkontinenz und werden in dieser Indikation besonders von Gynäkologen häufig eingesetzt. Ferner sind die klassischen trizyklischen Antidepressiva ausgezeichnete Chinidin-ähnliche Antiarrhythmika. Viele Kardiologen behandeln ihre Patienten mit Herzrhythmusstörungen, die gleichzeitig an einer Depression leiden, ausschließlich mit einem trizyklischen Antidepressivum. Sofern die Präparate gut vertragen werden, wird die Antidepressivatherapie nach Remission der Depression zur Behandlung der weiterbestehenden Rhythmusstörung beibehalten.

v. Zerssen: Bei der Langzeit-Therapie können MAO-Hemmer nicht nur bei „Non-Response" als Kombination mit anderen Antidepressiva eingesetzt werden. Es ist durchaus möglich und oft erfolgreich, bei „Non-Response" von einem trizyklischen oder einem anderen Antidepressivum auf eine Monotherapie mit einem MAO-Hemmer überzugehen.
Wenn man bei „Non-Response" Lithium einsetzen will, dann ist es für Lithium allerdings zweckmäßig, es mit dem zuvor gegebenen Antidepressivum zu kombinieren.

Rüther: Sollte man die Unterscheidung zwischen einer Kurzzeittherapie und einer Langzeittherapie nur anhand der Behandlungsdauer in Jahren treffen, oder muß nicht die Definition nach inhaltlichen Kriterien erfolgen? Auch glaube ich nicht, daß mit den angegebenen Indikationen das gesamte Spektrum eines möglichen Einsatzes von Antidepressiva in der Langzeitbehandlung abgedeckt ist. Beispielsweise empfehlen wir ja seit Jahren sedierende Antidepressiva in der Langzeittherapie chronischer Schlafstörungen.

Hippius: Bei Empfehlungen an niedergelassene Allgemeinärzte und Internisten muß klar herausgearbeitet werden, daß die Langzeitmedikation von Antidepressiva zwei verschiedene Ziele haben kann:

1. Behandlung chronischer Symptomatik (Suppression depressiver Symptomatik)
2. Prävention von Rückfällen (Verhütung der Manifestation erneuter depressiver Phasen)

Der niedergelassene Arzt muß sich immer Rechenschaft darüber geben, ob er im Einzelfall die Antidepressiva als langfristige Therapie oder zur Phasenprophylaxe einsetzt.

Matussek: Ist es empfehlenswert, in der Langzeittherapie Kombinationspräparate (Antidepressivum und Benzodiazepin) einzusetzen? - Ich war erstaunt, daß in der Praxis sehr selten eine Lithiumprophylaxe durchgeführt wird. Können Sie die Empfehlung für den niedergelassenen Arzt - wann Langzeittherapie mit Antidepressiva? Wann mit Lithium? - noch einmal konkretisieren? Wie beurteilen Sie die Kombinationsbehandlung mit Schilddrüsenhormonen bzw. mit Östrogenen bei Frauen in der Menopause in der Behandlung therapieresistenter Depressionen?

Gerhardt: Das Problem der Antidepressiva-Langzeitmedikation liegt im niedergelassenen Bereich auf einer ganz anderen Ebene. Antidepressiva werden hier mit „Psychopharmaka" gleichgesetzt, obwohl es sich ja bei den Psychopharmaka um eine sehr heterogene Gruppe von Substanzen handelt mit sehr unterschiedlichen therapeutischen Risiken und auch unterschiedlichen Indikationsgebieten. Nun schwebt über dem niedergelassenen Arzt das Damoklesschwert - das sind ja Psychopharmaka, was dazu führt, daß man eher zurückhaltend ist, ein Antidepressivum über längere Zeit zu verordnen. Deshalb halte ich es für sehr wichtig, daß auf diesem Gebiet Aufklärungsarbeit geleistet wird. Genauso wie der Hypertoniepatient eine β-Blocker-Langzeittherapie erhält oder der Patient mit einer Herzinsuffizienz über Jahre mit Digitalis behandelt wird, gibt es auch Patienten mit immer wieder rezidivierenden Depressionen bzw. mit einer chronischen Depression, die dann einer Langzeittherapie mit einem Antidepressivum zugeführt werden müssen. Die Einstellung auf eine Antidepressiva-Langzeitbehandlung sollte m. E. jedoch zusammen mit dem örtlichen Nervenfacharzt erfolgen, mit dem man auch in einem ständigen Erfahrungsaustausch stehen soll.

Hippius: Es ist bedauerlich, daß auch heute noch viele Ärzte keinen Unterschied zwischen den verschiedenen Typen der Psychopharmaka machen! Man stellt immer wieder fest, daß manche Ärzte Antidepressiva, Neuroleptika und Tranquilizer als eine einheitliche, wirkungsähnliche Gruppe betrachten - als „die Psychopharmaka"! Aus dieser sehr verallgemeinernden Einstellung heraus kommt es immer wieder einmal (insbesondere bei Wechsel des Präparats) zu vermeidbaren Schwierigkeiten. Die Indikationsbereiche der verschiedenen Psychopharmaka-Typen müssen streng differenziert werden. Bei der langfristigen Anwendung von Medikamenten zur Prävention (zur Prophylaxe erneuter depressiver Phasen) muß beachtet werden, daß bei monopolar verlaufenden phasenhaften Depressionen in erster Linie die langfristige Anwendung von Antidepressiva in Betracht kommt. Diese Langzeit-Anwendung von Antidepressiva ist bei den monopolaren Depressionen zu einem guten Teil an die Stelle der Lithium-Prophylaxe und der inzwischen mehr und mehr an Bedeutung gewinnenden Carbamazepin-Prophylaxe getreten. Bei bipolaren Verläufen ist die langfristige Anwendung von Lithiumsalzen oder von Carbamazepin unverändert die Therapie der ersten Wahl.

Rüther: Es wird immer wieder die Frage aufgeworfen, ob die anticholinerge Wirkung der Antidepressiva demenzfördernd ist. Wie ist der derzeitige wissenschaftliche Kenntnisstand? Können wir es vertreten, anticholinerg wirksame Antidepressiva in der Langzeittherapie bei alten Patienten oder bei Parkinson-Patienten zu empfehlen?

Hippius: Gibt es auch eine Indikation für einen primären Einsatz in der Langzeittherapie? Sie hatten die MAO-Hemmer nur als Therapie des „zweiten Schritts“ und nur im Rahmen einer Kombination mit anderen Antidepressiva empfohlen.

Hand: Wir sehen in der Klinik immer wieder Patienten, die über Jahre - ohne jede Pause - mit Antidepressiva, oft in der Kombination Antidepressivum und Tranquilizer oder Antidepressivum und Neuroleptikum, behandelt worden sind. Wann ist dafür eine Indikation gegeben? Nach welchen Kriterien sollen langfristig gegebene Antidepressiva abgesetzt werden? - Hinsichtlich der Indikation für eine Langzeitbehandlung mit Antidepressiva möchte ich noch den vor allem in der amerikanischen Psychiatrie favorisierten Einsatz bei Angsterkrankungen mit Panikattacken zur Diskussion stellen.

Gerhard: Ich hätte gern eine befriedigende Antwort auf ein therapeutisches Problem, das sich bei mir des öfteren beim Einsatz von trizyklischen Antidepressiva stellt. Es kommt gerade beim Einsatz dieser Substanzgruppe - und hier habe ich den Eindruck besonders beim Amitriptylin - öfters zur Nebenwirkung Tachykardie. Welche therapeutische Strategie empfehlen Sie, wenn ich bei diesem Patienten - nach mehreren erfolglosen Behandlungsversuchen mit alternativen Antidepressiva - nur mit Amitriptylin eine zufriedenstellende Depressionslösung erziele: Ist es medizinisch vertretbar, bei diesem Patienten die Nebenwirkung Tachykardie zu akzeptieren, auch wenn sich abzeichnet, daß er das Präparat noch sehr lange brauchen wird? Der Kardiologe hat vor einer solchen Weiterbehandlung abgeraten.

Poser: Der von Ihnen geschilderte Fall ist eine typische Indikation für den Einsatz von Lithium. Grundsätzlich kann man auch mit einem β-Blocker kombinieren, mit dem dann jedoch erhöhten Risiko der negativen inotropen Wirkung. Dabei sollte die Dosis des β-Blockers austariert werden, da die Tachykardie in der Regel durch niedrigere β-Blocker-Dosen beeinflußt werden kann.

Linden: Hinsichtlich der Indikationen für eine Langzeitbehandlung mit Antidepressiva habe ich mich in meiner Kurzdarstellung ausschließlich auf den engeren Bereich der Depression begrenzt. Es ist natürlich richtig, daß Antidepressiva auch bei chronischen Schlafstörungen, chronischen Schmerzsyndromen und chronischen Angsterkrankungen eingesetzt werden können. Die ganze Palette der Tranquilizerindikationen - sofern es sich um eine Langzeittherapie handelt - fällt ja inzwischen auch in das Verordnungsspektrum der Antidepressiva. - Die verordnungsepidemiologischen Daten der vergangenen Jahre lassen vermuten, daß der Rückgang der Tranquilizerverordnung substituiert worden ist durch die Gabe von Antidepressiva. Ich halte es jedoch für unmöglich, in dem mir zur Verfügung stehenden Rahmen, diese ganze Breite möglicher Indikationsgebiete erschöpfend abzuhandeln und kritisch zu diskutieren, um dann zu einer Konsensempfehlung zu kommen. Ich habe deshalb meine Ausführungen wie bereits erwähnt auf den engeren Bereich der Depressionsbehandlung begrenzt. - Zur Frage, nach welchen Kriterien der Arzt die Entscheidung für eine Langzeitbehandlung treffen soll, würde ich empfehlen, daß das weitere therapeutische Vorgehen jeweils ex juvantibus davon abhängig gemacht wird, wie der Patient auf die Medikation angesprochen hat. Ich kenne keine Indikation, bei der man von vornherein eine Behandlungsdauer z. B. für 3-5 Jahre empfehlen müßte. Die Weiterführung einer Langzeitmedikation mit Antidepressiva ist in bestimmten Zeitabständen - z. B. von einem Jahr - immer wieder zu überprüfen. - Ob die Langzeittherapie mit anticholinerg wirksamen Antidepressiva die Entwicklung einer Demenz fördert, ist bis heute nicht bekannt. Wir sind hier auf Vermutungen angewiesen, die mehr oder weniger begründet oder auch nicht begründet sind und auf theoretischen Überlegungen sowie kasuistischen Eindrücken basieren. Verläßliche Informationen hierzu gibt es leider nicht. Ich halte es jedoch für wichtig, die Ärzteschaft über diese potentielle Nebenwirkung zu informieren, um die Wahrnehmung in diese Richtung zu schärfen.

Beck: Welche Kontrolluntersuchungen sind unter einer Langzeitbehandlung mit Antidepressiva notwendig und in welchen Zeitintervallen sollen sie durchgeführt werden?

Linden: Ich halte es für ausreichend, wenn die Kontrollen, die auch vor Einleitung der Behandlung mit trizyklischen Antidepressiva erforderlich sind, unter einer Antidepressiva-Langzeitbehandlung im halbjährlichen Turnus durchgeführt werden. Dies sind ein Differentialblutbild, Blutdruckkontrollen und Risikogruppen EKG, EEG oder Messung des Augeninnendrucks.

Rüther: Ich bin mit dieser Empfehlung nicht einverstanden. Ich halte einmal pro Quartal eine Kontrolluntersuchung für notwendig.

Merksätze für die Praxis

Antidepressiva-Langzeitmedikation

1. Jede Antidepressiva-Verordnung, die länger als ein Jahr dauert, ist als Langzeitmedikation anzusehen. Nach mehr als 10 Jahren ist von einer Ultralangzeitbehandlung zu sprechen.

2. Indikationen für eine Antidepressiva-Langzeitmedikation sind: Rezidivprophylaxe, Verschlechterungsprophylaxe, Symptomsuppression.

3. Die Entscheidung für eine Antidepressiva-Langzeitmedikation basiert auf Erfahrungen im Einzelfall in besonderer Kooperation mit dem Patienten; gegebenenfalls sollte eine fachärztliche Mitbehandlung erfolgen.

4. Die Antidepressiva-Langzeitmedikation kann mit trizyklischen Antidepressiva in Dosierungen zwischen 50 und 150 mg/Tag durchgeführt werden. Stets sollte auch an die Möglichkeit einer Lithium-, Carbamazepin- oder Kombinationstherapie gedacht werden.

5. Eine Antidepressiva-Langzeitmedikation ist kontinuierlich ärztlich zu überwachen mit vierteljährlichen körperlichen Screeninguntersuchungen und jährlichen ausführlichen Indikations- und Verlaufsüberprüfungen.

6. Eine Antidepressiva-Langzeitmedikation kann nach mehrmonatiger Symptomfreiheit vorsichtig in 4wöchigen Abständen jeweils um 50% der vorausgehenden Dosis reduziert werden.

7. Bei Symptom-Persistenz („Therapie-Resistenz“, „Non-Response“) müssen konsequent alle zur Verfügung stehenden Behandlungsmöglichkeiten ausgeschöpft werden, um eine „Pseudo-Therapie-Resistenz“ oder iatrogene Chronifizierung zu vermeiden.
   In solchen Fällen ist eine fachärztliche Mitbehandlung in Erwägung zu ziehen.

Entzugssymptome nach abruptem Absetzen langfristig eingenommener Antidepressiva: Rebound-Symptomatik? Abhängigkeit?

W. Poser und P. Eva-Condemarin

Einleitung

Antidepressiva werden für die meisten Indikationen monate- bis jahrelang verabreicht. Damit ist theoretisch das Risiko für Abhängigkeitsentwicklungen gegeben, selbst wenn diese Stoffe nur ein geringes Suchtpotential hätten. Im folgenden soll der Kenntnisstand dargestellt werden. Dabei soll vor allem auf die Daten der Suchtkatamnese Südniedersachsen zurückgegriffen werden; in diesem Forschungsprojekt werden seit 1974 Fälle von Arzneimittelsucht (Abhängigkeit und Abusus nach DSM-III, American Psychiatric Association 1982) gesammelt und langfristig nachbeobachtet.

Klassen von Antidepressiva

Antidepressiva sind keine einheitliche Substanzklasse. Hier finden sich vielmehr Stoffe aus zahlreichen Stoffgruppen, die einzeln analysiert werden müssen. Außerdem werden einige fixe Kombinationen in großem Umfang eingesetzt:

1. klassische Antidepressiva (z. B. Amitriptylin),
2. Monaminoxidase-Hemmstoffe (z. B. Tranylcypromin),
3. selektive Serotonin-Reuptake-Hemmstoffe (z. B. Fluvoxamin),
4. L-Tryptophan und Oxitriptan,
5. Lithium,
6. niedrigdosierte Neuroleptika (z. B. Thioridazin),
7. hochdosierte Benzodiazepine (z. B. Alprazolam),
8. atypische Antidepressiva (z. B. Mianserin),
9. Kombinationen aus klassischen Antidepressiva und Benzodiazepinen (z. B. Amitriptylin plus Chlordiazepoxid),
10. Kombinationen aus klassischen Antidepressiva und Neuroleptika (z. B. Amitriptylin plus Perphenazin),
11. Kombination aus Monoaminoxidase-Hemmer und Neuroleptikum (z. B. Tranylcypromin plus Trifluoperazin).

Entsprechend den Empfehlungen der Krankheitsklassifikationssysteme ICD-9 (1980) und DSM-III-R (American Psychiatric Association 1987) sind in jedem Fall Abhängigkeit und Abusus zu unterscheiden. Daneben sind noch Absetzphänomene zu beachten, die auf vegetative Umstellungen zurückgehen, aber ohne psychische Eigendynamik verlaufen; daher sind sie nicht unter die Suchtkrankheiten zu klassifizieren.
Da diese Stoffklassen sehr unterschiedliche pharmakologische Eigenschaften aufweisen, können sie auch beim Suchtpotential nicht als einheitliche Gruppe betrachtet werden.

Exposition der Bevölkerung mit Antidepressiva

Alle hier aufgeführten Antidepressiva haben mit Sicherheit entweder kein oder nur ein geringes Suchtpotential. Somit sind Suchtfälle nur zu erwarten, wenn viele Menschen exponiert werden, d. h. nur bei viel verordneten Präparaten besteht die Chance, daß die unerwünschte Arzneimittelwirkung „Suchtentwicklung" in einem der Meldesysteme auch tatsächlich auftaucht. Als Meldesysteme kommen hier in Frage:

- Spontanmeldungen an die Arzneimittelkommission,
- Spontanmeldungen an Hersteller oder Bundesgesundheitsamt,
- Suchtfälle im AMÜP-System der AGNP,
- Suchtfälle im Frühwarnsystem,
- Suchtfälle in der Suchtkatamnese Südniedersachsen.

Die Exposition der Bevölkerung kann seit einigen Jahren recht gut durch die Publikationen des GKV-Arzneimittelindex erfaßt werden, der neuerdings auch die DDDs (defined daily doses = durchschnittliche Tagesdosen) angibt (Schwabe u. Paffrath 1989). Diese Indexzahl ist am besten für Vergleiche von Substanzen aus verschiedenen Klassen geeignet.
Nur wenige der als Antidepressiva verwendeten Stoffe werden in nennenswertem Umfang verordnet (Tabelle 1). Dabei wird ein Teil der Präparate sicherlich nicht gegen Depressionen, sondern für andere Indikationen eingesetzt. Viele als Antidepressiva empfohlene und geeignete Präparate werden so selten eingesetzt, daß sie für diese Betrachtung nicht in Frage kommen.

Tabelle 1. Verordnung von antidepressiven Firmenpräparaten an die Angehörigen der GKV in der Bundesrepublik Deutschland im Jahr 1988. Substanzklassenzugehörigkeit *(Sub. Kl.)*: *klass.* = klassisches Antidepressivum; *kl. BD* = Mischpräparat aus klassischem Antidepressivum und Benzodiazepin; *Li.* = Lithium; *atyp.* = atypisches Antidepressivum; *Benzo.* = hochdosiertes Benzodiazepin; *Neur.* = niedrig dosiertes Neuroleptikum

Firmenpräparat	Inhaltsstoff	DDD (Mio.)	Sub. Kl.
Limbatril	Amitriptylin plus Chlordiazepoxid	32,0	kl. BD.
Saroten	Amitriptylin	29,9	klass.
Aponal	Doxepin	28,5	klass.
Ludiomil	Maprotilin	20,6	klass.
Stangyl	Trimipramin	13,5	klass.
Insidon	Opipramol	13,0	klass.
Equilibrin	Amitriptylinoxid	12,3	klass.
Dibenzepin	Dibenzepin	9,1	klass.
Quilonum	Lithium	8,4	Li.
Sinquan	Doxepin	6,6	klass.
Tolvin	Mianserin	5,0	atyp.
Tafil	Alprazolam	4,8	Benzo.
Dogmatil	Sulpirid	4,7	Neur.
Anafranil	Clomipramin	4,3	klass.

Quelle: Daten der Suchtkatamnese Südniedersachsen

Antidepressivafälle der Suchtkatamnese Südniedersachsen

In der Suchtkatamnese Südniedersachsen werden seit 1974 u. a. alle Fälle von Arzneimittelabhängigkeit und -abusus bei Patienten erfaßt, die dann nachbeobachtet werden. Es handelt sich um ambulante und stationäre Fälle der psychiatrischen und neurologischen Universitätskliniken, außerdem um die Konsiliar- und Begutachtungsfälle dieser Kliniken. Die Diagnose wird nach DSM-III gestellt; die Fälle vor 1980 wurden auf das Vorliegen der Kriterien von DSM-III nachuntersucht. Die durchschnittliche Nachbeobachtungsdauer seit Erstdiagnose betrug 5,9 Jahre. Bei allen Patienten wurde nach dem ersten Suchtstoff im Leben gefragt, außerdem wurden alle im weiteren Krankheitsverlauf eingenommenen Stoffe registriert.
Bis zum Stichtag 1. 11. 1989 waren 1325 Patienten mit Arzneimittelabhängigkeit und -abusus untersucht worden; die Mehrzahl davon hatte neben Arzneimitteln auch noch andere Suchtstoffe genommen, vor allem Alkohol. Die folgende Aufstellung zeigt die Bedeutung der Antidepressiva:

Erster Suchtstoff im Leben
0 Fälle Doxepin
0 Fälle Amitriptylin
21 Fälle Amitriptylin-Chlordiazepoxid-Kombinationspräparate.

Im späteren Suchtverlauf
7 Fälle Doxepin
5 Fälle Amitriptylin
125 Fälle Amitriptylin-Chlordiazepoxid-Kombinationspräparate.

Es ist ersichtlich, daß die Kombinationen von Amitriptylin mit Chlordiazepoxid eine Suchtkrankheit in Gang setzen konnte. Andere Antidepressiva wurden nicht als Erststoffe (= primäre Abhängigkeit) gefunden. Dagegen nahmen im späteren Suchtverlauf vereinzelt Patienten sedierende, klassische Antidepressiva ein, vor allem Doxepin und Amitriptylin. Keiner dieser sekundären Fälle nahm aber ein Antidepressivum isoliert ein, sondern stets in Kombination mit Alkohol oder anderen Suchtstoffen: die klassischen Antidepressiva wurden nur zur Wirkungsverstärkung von Suchtstoffen genommen, niemals allein. Somit liegt hier keine echte, sekundäre Abhängigkeit vor. Viel wichtiger als diese Kombinationsmißbräuche waren auch im späteren Suchtverlauf die Abhängigkeiten von Benzodiazepin-haltigen Kombinationen (s. oben).

Alprazolam wurde noch nicht in die Auswertung einbezogen, weil die Substanz erst seit wenigen Jahren verfügbar ist. Zwar wurden bereits einige wenige Fälle von Abhängigkeit beobachtet, die kleine Zahl führt aber zu einer Unterschätzung des Problems. Abhängigkeitsentwicklungen benötigen Zeit, im Fall der Benzodiazepine viele Jahre. Solange diese nicht vergangen sind, können noch keine definitiven Aussagen über das Suchtpotential gemacht werden.

Wegen der Seltenheit der Anwendung in der Bevölkerung (s. Tabelle 1) können die seltenen Fälle von Abusus bei Monoaminoxidasehemmstoffen nicht weiter analysiert werden.

Abusus und Abhängigkeit von anderen Antidepressiva wurden in dieser Klientel nicht beobachtet.

Abhängigkeit, Abusus und cholinerges Entzugssyndrom bei Antidepressiva

Mischpräparate aus Benzodiazepinen und anderen Antidepressiva können eine Abhängigkeit vom Benzodiazepin-Typ auslösen und unterhalten. Diese unterscheidet sich nach Verlauf und Symptomatik nicht von einer reinen Benzodiazepinabhängigkeit. Früher war gelegentlich die Vermutung geäußert worden, Amitriptylin schütze vor dem Suchtpotential des Chlordiazepoxids. Dies trifft offensichtlich bei der großen Häufigkeit der Abhängigkeit von den entsprechenden Kombinationspräparaten nicht zu.

Bei der zunehmenden Tendenz, Benzodiazepine in hohen Dosen als Antidepressiva zu vermarkten, z. B. in Form des Alprazolams, ist mit einer Zunahme der Benzodiazepinabhängigkeiten unter Depressiven zu rechnen. Der initiale, positive Effekt bei dieser Patientengruppe verführt zu langfristiger Verordnung, obwohl die langfristige Wirksamkeit nicht gesichert ist, wohl aber die zunehmende Tendenz zur Abhängigkeit. Bisher wurden aber solche Fälle nur vereinzelt beobachtet, wahrscheinlich wegen des großen Zeitbedarfs für die Entwicklung einer Benzodiazepinabhängigkeit.

In der Suchtkatamnese Südniedersachsen wurden nur ganz sporadisch Fälle von Abusus mit MAO-Inhibitoren beobachtet (3 Fälle). Da diese Substanzen nur sehr selten verordnet werden, ist bei dieser Substanzgruppe keine Aussage über das Suchtrisiko möglich. Aus der Literatur sind einzelne Fälle des Abusus von MAO-Inhibitoren bekannt (Blum 1984). Einige dieser Substanzen haben eine euphorisierende Eigenwirkung, unabhängig von der Monoaminoxidase-Hem-

mung. Zu diesen potentiell euphorisierenden Substanzen gehört auch das einzige bundesdeutsche Präparat mit dem MAO-Hemmer Tranylcypromin.
Werden anticholinerg wirksame Substanzen für mindestens 3 Monate verabreicht und dann plötzlich abgesetzt, können Entzugssyndrome auftreten, wie z. B.

- Übelkeit, Erbrechen
- Kopfschmerzen, Myalgien
- allgemeines Unwohlsein, Erkältungsgefühl
- Koryza, Bauchschmerzen, Diarrhoe
- Anorexie, Schlaflosigkeit, Angst
- Ruhelosigkeit, Irritabilität.

Es handelt sich um Zeichen cholinerger Hyperaktivität im peripheren Nervensystem. Dies ist auch für einige klassische Antidepressiva bekannt (Blum 1984; Glenn u. Taska 1984; Klein et al. 1980). Erforderlich sind hohe Tagesdosen (z. B. mehr als 150 mg Amitriptylin/Tag) über mindestens 2 Monate. Allerdings ist die anticholinerge Wirksamkeit der Antidepressiva unterschiedlich (Richelson u. Nelson 1984) und wahrscheinlich nicht mit ihrer antidepressiven Wirkung korreliert. Amitriptylin ist hier am wirksamsten (Tabelle 2); für diese Substanz wurden auch einige Fälle des Entzugssyndroms beschrieben. Das manchmal auch „Absetzphänomen" genannte Entzugssyndrom dauert spontan einige Tage bis maximal 2 Wochen. Es ist relativ harmlos und geht nicht mit Gier nach Wiedereinnahme (psychischer Abhängigkeit) einher; daher ist seine Klassifikation als süchtiges Phänomen falsch.
Der blande Verlauf des cholinergen Entzugssyndroms ist wahrscheinlich auf die langsame Elimination der klassischen, anticholinerg wirksamen Antidepressiva zurückzuführen. Diese Substanzen verschwinden so langsam aus dem Körper, daß sie quasi ihren eigenen Entzug mitigieren. Außerdem werden Antidepressiva in der Bundesrepublik Deutschland fast nie schlagartig abgesetzt, sondern praktisch immer „ausgeschlichen".

Tabelle 2. Dissoziationskonstanten für die Bindung von Antidepressiva am muskarinischen Azetylcholinrezeptor von Membranen des menschlichen Gehirns in nmol/l. (Nach Richelson u. Nelson 1984)

Substanz	Rezeptoraffinität
Amitriptylin	18
Protriptylin	25
Clomipramin	37
Trimipramin	58
Doxepin	80
Imipramin	90
Nortriptylin	150
Desipramin	198
Maprotilin	570
Mianserin	820

Dieses Vorgehen mitigiert das cholinerge Entzugssyndrom zusätzlich. Deshalb gibt es auch kaum Mitteilungen aus der Bundesrepublik, die diese Komplikation beschreiben.

Zusammenfassung

Abhängigkeit, Abusus und Absetzphänomene sind bei einigen Antidepressiva möglich:

1. Abhängigkeit tritt ausschließlich bei Benzodiazepinen und Benzodiazepin-haltigen Mischpräparaten auf. Diese Substanzen können sowohl eine Abhängigkeit verursachen (primäre Abhängigkeit) wie auch als Ersatz für andere Suchtstoffe (sekundäre Abhängigkeit, „Umsteigen") benutzt werden.
2. Abusus wird gelegentlich unter stimulierenden MAO-Inhibitoren beobachten.
3. Nach langdauernder Einnahme von anticholinerg wirksamen, klassischen Antidepressiva kann beim plötzlichen Absetzen ein cholinerges „Entzugssyndrom" oder „Absetzphänomen" auftreten. Durch langsame Dosisreduktion („Ausschleichen") wird diese unerwünschte Arzneimittelwirkung vermieden. Das cholinerge Entzugssyndrom darf nicht als Hinweis auf eine

Suchtentwicklung betrachtet werden, weil es nicht mit Gier nach erneuter Einnahme (psychische Abhängigkeit) einhergeht.

4. Klassische Antidepressiva werden gelegentlich zur Wirkungsverstärkung von Alkohol oder Sedativa benutzt, vor allem Doxepin und Amitriptylin. Primäre Abhängigkeit oder isolierte, süchtige Einnahme tritt mit klassischen Antidepressiva nicht auf. Auch im Tierversuch kann mit klassischen Antidepressiva kein Selbstapplikationsverhalten ausgelöst werden.

Literatur

American Psychiatric Association (1982) Desk reference to the diagnostic criteria from the diagnostic and statistical manual of mental disorders, 3rd edn. APA, Washington DC

American Psychiatric Association (1987) Desk reference to the diagnostic criteria from DSM-III-R. APA, Washington DC

Blum, K (1984) Handbook of abusable drugs. Gardner Press, New York

Diagnosenschlüssel und Glossar psychiatrischer Krankheiten (ICD) (1980) 9. Revision. Springer, Berlin Heidelberg New York, pp 62-66

Glenn M, Taska RJ (1984) Antidepressants and lithium. In: The psychiatric therapies. Washington DC, pp 85-118

Klein DF, Gittelman R, Quitkin F, Rifkin A (eds) (1980) Review of the literature on mood-stabilizing drugs. In: Diagnosis and drug treatment of psychiatric disorders: Adults and children, 2nd edn. Williams & Wilkins, Baltimore, pp 268-303

Richelson E, Nelson A (1984) Antagonism by antidepressants of neurotransmitter receptors of normal human brain in vitro. J Pharmacol Exp Ther 230: 94-102

Schwabe U, Paffrath D (1989) Arzneiverordnungs-Report 89. G. Fischer, Stuttgart, pp 352-367

Diskussion

Fichter: Nach meinen Erfahrungen - allerdings haben wir das nicht systematisch untersucht - erscheint mir die Abhängigkeitsgefahr von Benzodiazepinen durch die Kombination mit z. B. Amitriptylin geringer; deswegen überrascht mich, daß Sie in Ihren Untersuchungen eine so große Zahl von Abhängigkeitsfällen unter der fixen Kombination Amitriptylin und Chlordiazepoxid gefunden haben. Meiner Meinung nach muß doch das Sucht- bzw. Abhängigkeitsrisiko aufgrund des in derselben Tablette verabreichten Amitriptylins schon aufgrund der Nebenwirkungen dieses Antidepressivums geringer sein.

Poser: Hiergegen muß ich einwenden, daß dieses Kombinationspräparat aus Amitriptylin und Chlordiazepoxid weitgehend als Antidepressivum eingesetzt wird, was in der Regel eine Langzeitverabreichung bedeutet, und die geht nun mal mit einem höheren Abhängigkeitsrisiko einher. Unter den Benzodiazepinen scheint es dabei - mit einer Ausnahme - kein unterschiedliches Abhängigkeitsrisiko zu geben. Wenn man die aufgetauchten Suchtfälle in Beziehung setzt zu den definierten Tagesdosen, mit denen die Bevölkerung exponiert war, findet man eine sehr breite Streuung und im Grunde genommen nur eine einzige Substanz, die eindeutig herausfällt, und das ist das Lorazepam.

Gerhard: Ich kann Ihre Meinung, daß es nur sehr selten zum abrupten Absetzen von Antidepressiva kommt, nicht teilen. Beispielsweise kommt es häufig vor, daß Patienten, die unter einer Antidepressiva-Medikation stehen, am Wochenende vom Notarzt ins Krankenhaus eingewiesen und dort nicht mit dem Antidepressivum weiterbehandelt werden, da der Patient bei der Aufnahme häufig vergißt, diese Medikamentengruppe anzugeben. Hier entwickelt sich dann durch das abrupte Absetzen eine Entzugssymptomatik, die im Arztbrief als Primärsymptomatik wieder auftaucht.

Matussek: Welche Vorgehensweise empfehlen Sie bei Patienten, die längere Zeit ein Kombinationspräparat, z. B. Amitriptylin und Chlordiazepoxid, genommen haben; setzen Sie das Präparat ausschleichend ab oder geben Sie die Einzelsubstanzen als Monopräparate weiter und schleichen dann nur das Benzodiazepin aus? Sollen wir hier nicht klar empfehlen, daß Kombinationspräparate wie Amitriptylin und Chlordiazepoxid grundsätzlich nicht zur Rezidivprophylaxe von Depressionen eingesetzt werden sollen?

Poser: Sofern es sich um depressive Patienten handelt, würde ich auf eine suffiziente Dosis Amitriptylin in der Monotherapie wechseln und mit dem Benzodiazepin-Anteil als zusätzliches Monopräparat so lange weiterbehandeln, bis die Depression weitgehend abgeklungen ist. Erst dann beginne ich mit dem Absetzen des Benzodiazepins. Es besteht sonst die Gefahr, daß sich bei den depressiven Patienten durch die zusätzliche Entzugssymptomatik die Suizidneigung verstärkt. Ich lege Wert darauf, daß erst die Depression weitgehend abgeklungen ist, bevor man mit dem Absetzen des Benzodiazepins beginnt.

Müller-Spahn: Ich wurde des öfteren mit der Frage konfrontiert, ob man bei einem Säugling einer unter Antidepressiva-Behandlung stehenden Mutter nach der Geburt mit Entzugserscheinungen rechnen muß. Wie häufig sind diese Absetzphänomene bei Säuglingen bei bestimmten Antidepressiva? Wie lange dauern sie und wie lange vor dem Geburtstermin sollen Antidepressiva möglichst abgesetzt werden? Ist es richtig, daß für diese Absetzphänomene eine cholinerge Überfunktion als pathophysiologisches Korrelat verantwortlich ist oder spielen hier auch andere Transmitter wie Noradrenalin oder Serotonin eine Rolle? Wie lange dauern diese Absetzphänomene? Gibt es hier regelhafte Beziehungen, z.B. daß je spezifischer und je stärker anticholinerg ein Antidepressivum ist und je kürzer die Halbwertszeit, um so schneller und stärker sich die Absetzphänomene entwickeln?

Poser: In der Schwangerschaft sind viele Frauen, die vor der Konzeption depressiv waren, nicht depressiv, so daß es m.E. zur Pflicht jedes behandelnden Arztes gehört, daß er bei einer Schwangeren überprüft, ob der Einsatz eines Antidepressivums noch notwendig ist. Ich erinnere mich an keinen einzigen Fall, wo bis kurz vor der Geburt Antidepressiva verabreicht werden mußten, so daß ich zu den Fragen hinsichtlich der Absetzsymptomatik beim neugeborenen Säugling keine Stellungnahme abgeben kann.

Müller-Spahn: Die Frage nach der Absetzsymptomatik bei einem Neugeborenen resultiert aus einem ganz konkreten Fall einer Patientin mit einer schweren Depression in der Schwangerschaft. Da bei ihr der Geburtstermin wesentlich früher als errechnet eintrat, war es nicht möglich, die Antidepressiva-Medikation vorher zu reduzieren bzw. abzusetzen. Es kam beim Neugeborenen nach der Geburt zu deutlichen Absetzphänomenen in Form von Lethargie, Schlaffheit, Trinkschwäche, Reflexsteigerungen, z.T. Atemstörungen und auch zu extrapyramidalen Störungen, die dann im Laufe von 8–10 Tagen ohne Behandlung abklangen. Die Frage, die sich mir stellte, war, ob man grundsätzlich versuchen muß, gegen Ende der Schwangerschaft die Dosis zu reduzieren bzw. ganz abzusetzen oder aber ob man es im Einzelfall riskieren kann, diese Absetzphänomene in Kauf zu nehmen, sofern man den Gynäkologen und Kinderarzt darauf aufmerksam macht. Entsprechende Beobachtungen hat man auch bei Neuroleptika gemacht, die Patienten mit einer schweren Psychose in der Schwangerschaft verordnet wurden. Bei vorzeitig entbundenen Kindern konnte man post partum deutliche extrapyramidalmotorische Störungen beobachten. Allerdings scheint es sich hier um Einzelfälle zu handeln, die kein generelles Problem für den niedergelassenen Allgemeinarzt und Internisten darstellen.

Linden: Es geht ja nicht nur um den Zustand des Kindes unmittelbar post partum, sondern es gibt auch Hinweise darauf, daß z. B. durch eine pharmakologische Beeinflussung des zentralen Nervensystems in der Entwicklungsphase auch vor der Geburt u. U. damit gerechnet werden muß, daß es zu lebenslangen Verschiebungen und Veränderungen, z. B. in den Rezeptorverteilungen, kommt. Meines Erachtens sollte man deshalb strikt empfehlen, daß während der Schwangerschaft wo immer möglich überhaupt keine Medikamente eingenommen werden. (Ref.: Insel T. R.: Developemental trauma and neurobiological dysregulation. Symposium beim Kongreß der APA, San Francisco 1989)

v. Zerssen: Ich möchte noch einmal deutlich herausgestellt wissen, daß eine Kombination eines Antidepressivums mit einem Benzodiazepin nur in Ausnahmefällen notwendig ist und daß sich das Benzodiazepin für die Langzeittherapie nicht eignet, sondern früher abgesetzt werden muß. In der Regel ist es ja leider umgekehrt, daß die Patienten lieber ein Benzodiazepin über lange Zeit einnehmen als ein Antidepressivum.

Hand: Meiner Meinung nach ist der Einsatz eines fixen Kombinationspräparates wie Amitriptylin/Chlordiazepoxid eigentlich obsolet, denn es geht ja in der Initialtherapie allenfalls darum, eine Suizidgefährdung in der Anflutphase in den Griff zu bekommen. Hier stellt sich die Frage, ob anstelle des Benzodiazepins auch ein sedierendes Neuroleptikum bis zum Wirkeintritt des Antidepressivums gegeben werden soll. Auch ist es beim Einsatz einer fixen Kombination nicht möglich, die Benzodiazepindosis individuell adäquat einzustellen; deshalb empfehle ich, daß Kombinationspräparate im Grunde überhaupt keine Indikation haben. Wenn schon eine Kombinationstherapie initial durchgeführt wird, dann sollten die Substanzen individuell als Monopräparate gegeben werden.

Beck: Sie wissen alle, daß es in diesem Jahr zu einer verstärkten Diskussion um ein mögliches Mißbrauchs- und Abhängigkeitspotential der Antidepressiva gekommen ist. Die Grundlage dafür waren vereinzelte Meldungen, die der Arzneimittelkommission direkt zugegangen sind, aber insbesondere auch Ergebnisse von Erhebungen im Frühwarnsystem. Im Juni 1989 wurde dann im Deutschen Ärzteblatt eine Bekanntgabe der Arzneimittelkommission veröffentlicht, mit der die niedergelassenen Kollegen aufgefordert wurden, aufgrund der noch ungeklärten Situation diesem Phänomen verstärkt Beachtung zu schenken. – Aus unserer Sicht stellt sich das Problem so dar, daß bei bestimmten Risikogruppen – das betrifft hauptsächlich polytoxikomane Patienten – durchaus die Gefahr eines Mißbrauchs von Doxepin gegeben ist. Die Belege in Richtung eines primären Abhängigkeitspotentials reichen aber nicht aus, um hier die vorhandene Lehrbuchmeinung, die besagt, daß Antidepressiva per se kein hohes Abhängigkeitspotential haben, generell zu revidieren.

Hand: Mich wundert es überhaupt nicht, wenn aus der Suchtberatung vermehrt über den Gebrauch von Doxepin berichtet wird. Eine große psychiatrische Klinik in Hamburg behandelt Patienten nach einem Alkoholentzug fast routinemäßig mit Doxepin weiter. Die Patienten geben dies dann natürlich in der Drogenberatung, wo sie nachbetreut werden, an. Daraus allein läßt sich dann allerdings nicht ableiten, daß dieses Medikament eine Drogenfunktion hat.

Poser: Bei abruptem Absetzen eines Antidepressivums muß man mit einer Dauer des Absetzsyndroms von höchstens 14 Tagen bei einem Erwachsenen rechnen. Entsprechende Erfahrungen liegen uns ja von Anticholinergika, die aus bestimmten Gründen manchmal plötzlich abgesetzt werden müssen, vor. Da sich Antidepressiva aufgrund ihrer langen Halbwertszeit per se selbst ausschleichen, ist das Absetzsyndrom – im Gegensatz zu dem der Anticholinergika – eher abgemildert. Bei einem Säugling ist wegen der langsameren Elimination mit einer längeren Dauer des Absetzsyndroms zu rechnen, das dann aber auch von der Ausprägung her schwächer ausfällt. Für die Dauer der Absetzphase eines Antidepressivums würden unter diesem Gesichtspunkt in der Regel 14 Tage genügen. - Fixe Kombinationen von Antidepressiva und Benzodiazepinen sind m. E. grundsätzlich abzulehnen; gerade weil man oft kombinieren muß, sollte man nicht fix kombinieren, sondern individuell die Dosierung einstellen. Ich halte Kombinationspräparate Amitriptylin/Chlordiazepoxid für *das* Problem im Zusammenhang mit *meinem* Thema. - Die Diskussion über das Abhängigkeitspotential der trizyklischen Antidepressiva ist für mich so überflüssig wie die Diskussion über die Psychopharmakaverabreichung an Kinder. Unsere Fälle waren denen von Herrn Schmidt weitgehend vergleichbar: extreme Raritäten ohne Bedeutung für die praktische Therapie.

Beck: Wie läßt sich ein Absetzphänomen von einer echten Abhängigkeit differenzieren?

Poser: Bei einem Absetzphänomen ohne Abhängigkeit gehen keine psychischen Phänomene mit einher, und die Patienten setzen erfahrungsgemäß die Einnahme des Präparates nicht fort. Das ist etwas wesensmäßig ganz anderes als eine Abhängigkeit, bei der immer auch die Gier nach erneuter Einnahme (psychische Abhängigkeit) vorliegen muß. Bei diesen Absetzphänomen nach abruptem Absetzen von Antidepressiva handelt es sich um vegetative Begleiterscheinungen im Sinne eines cholinergen Entzugssyndroms. Ich sehe hier kein Risiko für die Antidepressiva, sofern sie in der Monotherapie gegeben werden. Das Risiko liegt bei den Kombinationspräparaten mit Benzodiazepinen.

Merksätze für die Praxis

Entzugssymptome nach abruptem Absetzen langfristig eingenommener Antidepressiva: Rebound-Symptomatik? Abhängigkeit?

1. Anticholinerg wirksame Substanzen, die länger als 3 Monate verabreicht wurden, können, nach schlagartigem Absetzen folgende Entzugssymptome verursachen:

   Übelkeit, Erbrechen, Kopfschmerzen, Myalgien, allgemeines Unwohlsein, Erkältungsgefühl, Koryza, Bauchschmerzen, Diarrhoe, Anorexie, Schlaflosigkeit, Angst, Ruhelosigkeit, Irritabilität.

2. Diese Entzugssymptome dauern spontan einige Tage bis maximal 2 Wochen. Durch langsame Dosisreduktion („Ausschleichen") wird diese unerwünschte Arzneimittelwirkung vermieden.

3. Abusus wird gelegentlich unter stimulierenden MAO-Inhibitoren beobachtet.

4. Primäre Abhängigkeit oder isolierte, süchtige Einnahme tritt mit klassischen Antidepressiva nicht auf, sie werden aber gelegentlich zur Wirkungsverstärkung von Alkohol oder Sedativa benutzt (vor allem Doxepin und Amitriptylin).

5. Bei Benzodiazepinen kann es zu primären Abhängigkeiten kommen. Deswegen ist es nicht auszuschließen, daß in Einzelfällen auch Kombinationspräparate von Benzodiazepinen mit einem Antidepressivum zu primären Abhängigkeiten führen. Solche Kombinationspräparate werden auch als Ersatz für andere Suchtstoffe beim „Umsteigen" benutzt (sekundäre Abhängigkeit).

6. Um zu vermeiden, daß es nach der Anwendung von Kombinationspräparaten (z. B. Antidepressivum + Chlordiazepoxid) zu Abhängigkeiten kommt, empfiehlt es sich, die beiden Komponenten des Kombinationspräparates individuell als Monopräparate zu geben.

Medikamenten-Mißbrauch und -Abhängigkeit bei psychiatrischen Patienten. Ergebnisse der AMÜP-Studie

R. Grohmann, W. Poser, L. G. Schmidt und B. Wolf

Die Entwicklung von Mißbrauch und Abhängigkeit stellt ein wichtiges Risiko der Einnahme psychotroper Arzneimittel dar. Zwar war in den 70er Jahren die Zahl der wegen Medikamentenabhängigkeit psychiatrisch hospitalisierten Patienten parallel zum Rückgang der Barbituratverordnungen rückläufig (Allgulander 1987), jedoch hat in den letzten Jahren die Möglichkeit einer Abhängigkeit von Benzodiazepinen die Frage der Medikamentenabhängigkeit allgemein wieder zu einem auch in der Öffentlichkeit intensiv diskutierten Thema gemacht.

Im Rahmen der AMÜP-Studie (AMÜP= Arzneimittelüberwachung in der Psychiatrie), die seit 1979 von der AGNP (Arbeitsgemeinschaft für Neuropsychopharmakologie und Pharmakopsychiatrie) mit Unterstützung des Bundesgesundheitsamtes zur Erfassung unerwünschter Arzneimittelwirkungen bei psychiatrischen Patienten im therapeutischen Alltag durchgeführt wurde, wurden auch alle Fälle von Medikamentenmißbrauch und -abhängigkeit erfaßt. An dieser Untersuchung waren die Psychiatrischen Kliniken der FU Berlin sowie der Universität Göttingen und der Universität München beteiligt. Die wichtigsten Ergebnisse insbesondere zu Mißbrauch und Abhängigkeit von Benzodiazepinen (BZD) wurden bereits in mehreren Arbeiten veröffentlicht (Wolf u. Rüther 1984; Schmidt et al. 1989; Wolf et al. 1989). Im folgenden werden die wichtigsten Ergebnisse mit den sich daraus ergebenden praktischen Konsequenzen in einer kurzen Übersicht dargestellt.

Definitionen

Medikamentenmißbrauch und -abhängigkeit wurden entsprechend der WHO-Definition (WHO 1965) definiert.

Mißbrauch

Einnahme von Medikamenten ohne medizinische Indikation oder in überhöhter Dosis.

Abhängigkeit

Der Begriff der Abhängigkeit umfaßt psychische und/oder körperliche Abhängigkeit. Unter psychischer Abhängigkeit wird das unwiderstehliche Verlangen nach dem Medikament, um erhöhtes Wohlbefinden oder das Verschwinden unangenehmer Symptome zu erreichen, verstanden. Körperliche Abhängigkeit wird durch das Auftreten von Entzugserscheinungen nach Absetzen oder Reduktion des eingenommenen Medikaments dokumentiert.

Ergebnisse

Im Untersuchungszeitraum Mai 1980 bis Dezember 1986 wurde in den 3 Kliniken insgesamt bei 1551 Patienten oder 6,6% aller Aufnahmen Medikamentenmißbrauch/-abhängigkeit dokumentiert. Wie die Übersicht in der beigefügten Tabelle 1 zeigt, waren Benzodiazepine die bei weitem am häufigsten eingenommene Stoffgruppe; sie wurden von 78% dieser Patienten eingenommen; an zweiter Stelle standen opiat- und Barbituratfreie Analgetika mit 25% vor Barbituraten mit 21%. Alle übrigen Stoffgruppen wurden von weniger als 10% aller Patienten mit Medikamentenmißbrauch/-abhängigkeit eingenommen. Wie die Übersicht außerdem zeigt, überwog bei diesen Patienten insgesamt deutlich ein *polyvalentes Suchtverhalten*, d. h. Einnahme verschiedener Suchtstoffe. Nur 29% aller Patienten nahmen ausschließlich eine Stoffgruppe ein, 42% verwendeten auch Alkohol neben Medikamenten. Bemerkenswert ist, daß nur bei Patienten mit BZD-Einnahme und solchen mit Clomethiazol-Einnahme Alkohol der meistgebrauchte weitere Suchtstoff war; alle übrigen Stoffgruppen wurden häufiger als mit Alkohol mit Medikamenten weiterer Stoffgruppen und dabei am häufigsten mit Benzodiazepinen kombiniert. Besondere Beachtung verdient, wie selten opiatfreie Analgetika als Monosubstanz eingenommen wurden. Lediglich 34 Patienten (9%) nahmen ein Opiat-freies Analgetikum als Monosubstanz ein, z. B. Acetylsalicylsäure, Metamizol oder Paracetamol; dabei handelte es sich nur bei 2 Patienten (0,5%) um ausschließliche Einnahme dieser Substanz, die übrigen 32 Patienten kombinierten das Analgetikum mit anderen nichtanalgetischen Medikamenten und/oder Alkohol. Obwohl insgesamt häufiger mit anderen Medikamenten und/oder Alkohol kombiniert, waren Benzodiazepine die einzige Stoffgruppe, die auch von einer beträchtli-

Tabelle 1. AMÜP-Studie Berlin, Göttingen, München 1980-1986: Übersicht über eingenommene Stoffgruppen und Kombinationen mit weiteren Substanzen bei Patienten mit Medikamentenmißbrauch/-abhängigkeit

	alle	zusätzl. Alkohol	zusätzl. and. Med./BZD	monovalente[2] Einnahme	
	[n]	[%]	[%]	[n]	[%]
Benzodiazepine	1214	45	26/entf.	352	29
N-O-Analgetika (barb.-frei)	389	38	89/63	2	0,5
Barbiturate	318	40	93/39	13	4
Hypnotika (ohne BZD/Barb.)	146	53	90/69	5	3
Opiat-Analgetika	130	49	85/58	14	11
Stimulantien	111	70	89/54	5	5
Antidepressiva	104	42	98/97	0	0
Clomethiazol	88	90	64/53	1	1
N-O-Analg. barb.-halt.	77	30	100/74	0	0
Appetitzügler	51	51	61/37	11	22
Biperiden	35	55	55/36	10	30
Nichtpsychopharmaka	20	45	90/60	2	10
Tranquilizer (Nicht-BZD)[1]	17	24	94/82	1	6
Neuroleptika	12	42	92/67	1	8
Insgesamt	1551	42	entfällt	443	29

[1] es wurde ausschließlich Meprobamat eingenommen
[2] monovalent: *kein* weiterer Suchtstoff (Alkohol, Drogen, andere Medikamente) gleichzeitig

chen Anzahl von Patienten, nämlich 352, allein ohne weitere Suchtmittel eingenommen wurde.

Eine *Abhängigkeit* wurde insgesamt sehr viel häufiger beobachtet als ein Mißbrauch, nämlich bei fast ¾ aller 1551 Patienten. Frauen waren von Mißbrauch/Abhängigkeit häufiger betroffen als Männer (7% aller weiblichen Patienten gegenüber 5% aller männlichen Patienten). Die psychiatrische Morbidität war in dieser Gruppe stationär hospitalisierter Patienten mit Medikamentenmißbrauch/-abhängigkeit hoch: nur bei 45% war die Hauptdiagnose eine Suchterkrankung, und zwar bei 28% Medikamenten-, bei 15% Alkoholabhängigkeit oder -mißbrauch. Bei mehr als der Hälfte aller Patienten bestand vorrangig eine andere psychiatrische Erkrankung, am häufigsten, bei rund ¼ dieser Patienten, eine neurotische Erkrankung.

Benzodiazepine

An *Einzelsubstanzen* wurden hier insgesamt am häufigsten Bromazepam vor Diazepam und Lorazepam eingenommen, dabei stand bei isolierter BZD-Abhängigkeit Lorazepam vor Bromazepam und Diazepam an erster Stelle (37%, 33% und 21%), bei Mehrfachabhängigkeit mit BZD-Einnahme führte dagegen Diazepam vor Bromazepam und Lorazepam (33%, 29% und 19%). Von besonderem Interesse sind *isolierter BZD-Mißbrauch und -Abhängigkeit*. Abgesehen von Patienten mit Suchterkrankung als *Hauptdiagnose* waren isolierter BZD-Mißbrauch/-Abhängigkeit, bezogen auf die Gesamtpopulation, bei Patienten mit Angstneurose am häufigsten (bei 18% der stationären Patienten mit einer solchen Diagnose), gefolgt von Patienten mit depressiver Neurose (7%); unter den Patienten mit endogener Depression fanden sich BZD-Mißbrauch/-Abhängigkeit bei 2%. Bei isolierter BZD-Abhängigkeit/-Mißbrauch waren BZD in 73% der Fälle auch das *erste Suchtmittel* gewesen, d. h. es handelte sich in fast ¾ der Fälle um primäre BZD-Abhängigkeit, nur bei 7% hatte sich das Suchtverhalten von früherem Alkoholismus auf jetzt isolierte BZD-Einnahme verlagert. Bei Patienten mit polyvalentem Suchtverhalten und BZD-Einnahme war Alkohol am häufigsten (bei 37%) das erste Suchtmittel; immerhin bei 21% dieser Patienten hatte die Suchtentwicklung mit Einnahme von BZD begonnen, zu denen im Verlauf dann zusätzliche andere Substanzen wie Alkohol oder andere Medikamente hinzukamen. Die *Einnahmedauer* wurde neben der Dosis als Risiko für die Entwicklung einer BZD-Abhängigkeit deutlich; bei ca. 80% dieser Patienten lag die BZD-Einnahmedauer bei über 1 Jahr, bei 55% sogar bei mehr als 3 Jahren. Eine *Niedrigdosis-Abhängigkeit* (bis 30 mg Diazepam oder entsprechende Äquivalenzdosis) (vgl. Poser u. Poser 1986) lag bei etwas über ⅓ der Patienten mit isolierter BZD-Abhängigkeit vor.

Schwerwiegende *Entzugserscheinungen* wie Delir, Krampfanfall oder Entzugspsychose waren bei Niedrigdosis-Abhängigkeit deutlich seltener als bei Einnahme höherer Dosen (2% versus 14%), mildere Entzugssyndrome mit vorwiegend vegetativen Störungen wie Schwitzen und Tremor wurden dagegen bei Niedrigdosis-Abhängigkeit ebenso häufig wie bei Einnahme höherer Dosen beobachtet. Das abrupte Absetzen von BZD erwies sich deutlich als wichtigster Risikofaktor für das Auftreten schwerwiegender Entzugserscheinungen, wozu auch das Auftreten von Suizidalität im Entzug gehört.

Weitere Stoffgruppen

Bei den *Mischanalgetika* wurden als einzelne Bestandteile am häufigsten Coffein (bei 73% der Patienten mit Mischanalgetika-Einnahme) vor Acetylsalicylsäure (bei 51%), Phenazonen (bei 47%) und Paracetamol (bei 31%) registriert. *Nicht-BZD-Hypnotika* waren am häufigsten frei verkäufliche Diphenhydramin-haltige Präparate. An *Stimulantien* wurde vor allem Fenetyllin eingenommen, an *Appetitzüglern* ganz überwiegend D-Nor-Pseudoephedrin. Hinsichtlich der beiden letztgenannten Substanzgruppen verdienen 9 Fälle symptomatischer Psychose nach ausschließlicher Einnahme von Stimulantien/Appetitzüglern Beachtung, dabei handelte es sich 4mal um ausschließliche Einnahme von D-Nor-Pseudoephedrin.

An *Opiatanalgetika* wurden am häufigsten Tilidin, Pentazocin sowie Codein als Monosubstanz eingenommen. Bei Patienten mit Opiatabhängigkeit war die Suchterkrankung am häufigsten, bei ¾ all dieser Patienten, Hauptdiagnose.

Auf die Gruppe der Antidepressiva wird in dem Beitrag von Schmidt in diesem Band (s. S. 29ff.) eingegangen. Hinsichtlich der *Neuroleptika* ist festzuhalten, daß 5 der insgesamt 12 Patienten ein Neuroleptikum in einer Fixkombination mit einem Barbiturat (Norkotral = Pentobarbital + Promazin) einnahmen, 3 weitere in der Fixkombination Jatrosom (Trifluperazin + Tranylcypromin); lediglich 4 Patienten nahmen Neuroleptika als Monosubstanzen ein, dabei handelte es sich in allen Fällen um Mißbrauch aufgrund selbständiger erheblicher Dosissteigerung der ärztlich verordneten Substanzen (2mal Levomepromazin, einmal Pipamperon, einmal Melperon). Eine körperliche oder psychische Abhängigkeit von Neuroleptika wurde in keinem Fall beobachtet.

Schlußfolgerungen

Die dargestellten Ergebnisse zu Medikamentenmißbrauch/-abhängigkeit aus der AMÜP-Studie wurden an 3 Psychiatrischen Universitätskliniken gewonnen, was natürlich eine beträchtliche Selektion der überwachten Population bedeutet. Die Ergebnisse sind damit nicht auf die Situationen der Gesamtbevölkerung übertragbar. Dennoch lassen sich einige wichtige Schlußfolgerungen aus den vorgestellten Ergebnissen ableiten:

1. Die Tatsache, daß mehr als ⅔ aller Patienten mit Medikamentenmißbrauch/-abhängigkeit in der AMÜP-Studie Medikamente aus verschiedenen Stoffgruppen gleichzeitig einnahmen, unterstreicht die Bedeutung einer umfassenden *Medikamentenanamnese* vor Verordnung von Substanzen mit Abhängigkeitspotential. Patienten mit einer Vorgeschichte von Mißbrauch oder Abhängigkeit von Alkohol, Drogen oder Medikamenten sollten Arzneimittel mit Abhängigkeitspotential nach Möglichkeit nicht verordnet werden. Darüber hinaus ist in jedem Fall bei Durchführung einer längerfristigen Behandlung mit solchen Arzneimitteln, z. B. Benzodiazepinen, wenn diese erforderlich ist, äußerst wichtig, auch im Therapieverlauf immer wieder nach einer evtl. Einnahme zusätzlicher anderer – auch von anderen Ärzten verordneten oder frei verkäuflichen – Medikamenten und nach dem Umgang mit Alkohol zu fragen. Wie sich bei den in der AMÜP-Studie erfaßten Patienten mit Einnahme verschiedener Substanzen zeigte, begann die Abhängigkeitsentwicklung in ⅓ der Fälle mit der Einnahme von Benzodiazepinen. Natürlich bleibt daneben auch wichtig, wie es schon vielfach betont wurde, auf Hinweise auf eine Dosissteigerung zu achten.
2. Unsere Untersuchung zeigt in Übereinstimmung mit früheren Studien (Allgulander 1987; Laux u. König 1985; Poser u. Poser 1986), daß bei Medikamentenmißbrauch/-abhängigkeit Benzodiazepine die weitaus am häufigsten eingenommene Substanzgruppe sind. Die *Indikation* zur Anwendung von Benzodiazepinen muß deshalb *sehr sorgfältig* gestellt werden; dies gilt insbesondere für eine längerfristige Behandlung, da unsere Ergebnisse in Übereinstimmung mit anderen Autoren (Lader u. Petursson 1983) eindrücklich belegen, daß die Einnahmedauer ein wichtiger Faktor für die Entwicklung von Miß-

brauch oder Abhängigkeit ist. Allerdings widerlegen unsere Daten auch überzogene Darstellungen über die Häufigkeit von Benzodiazepin-Mißbrauch und -Abhängigkeit in der Gesamtbevölkerung (Kornhuber 1988), die von uns gefundene Häufigkeit von BZD-Abhängigkeit in der hochselektierten Population psychiatrischer Patienten, die ohne Zweifel eine besondere Risikopopulation darstellen, liegt ja erheblich niedriger als die dort angenommene Häufigkeit für die Gesamtbevölkerung. Auf eine zur Stabilisierung des Patienten ärztlich indizierte Benzodiazepin-Behandlung auch über längere Zeit, z. B. bei schwerer Angsterkrankung, sollte deshalb wegen des Risikos der Abhängigkeit auch nicht verzichtet werden (Wolf 1985).

3. Von besonderer Bedeutung ist schließlich gerade auch aufgrund unserer Erfahrungen, daß eine längerfristige BZD-Behandlung auf keinen Fall abrupt, sondern vielmehr durch langsames *schrittweises Ausschleichen* über mehrere Wochen, bei sehr langer Einnahme auch über Monate im ambulanten Rahmen beendet werden sollte. Dabei ist ein Ausschleichen bei kürzer wirksamen und hochpotenten BZD wie Alprazolam bereits nach einer Einnahmedauer von mehreren Wochen angezeigt und in jedem Fall bei BZD-Einnahme über mehrere Monate.
4. Die Ergebnisse der AMÜP-Studie belegen darüber hinaus erneut die Problematik von Analgetika-Mischpräparaten. Bei den von uns erfaßten Patienten mit Mißbrauch/Abhängigkeit von Analgetika handelte es sich fast ausschließlich um die Einnahme von Mischpräparaten, insbesondere solchen mit Coffein- und Codeinbestandteilen. *Auf den Einsatz von Mischpräparaten sollte* deshalb gänzlich zugunsten der Anwendung von Analgetika-Mono-Substanzen *verzichtet* werden.

Literatur

Allgulander C (1987) Prävention und Therapie der primären Medikamentenabhängigkeit. In: *Kisker KP, Lauter H, Meyer JE, Müller C, Strömgren E* (Hrsg) Psychiatrie der Gegenwart, 3. Aufl. Springer, Berlin Heidelberg New York Tokyo, S 425-440

Kornhuber HH (1988) Das Risiko Benzodiazepin. Dtsch Ärztebl 84: 2352

Lader M, Petursson H (1983) Abuse liability of anxiolytics. In: *Malick J, Yamamura H* (eds) Anxiolytics: Neurochemical, behavioral and clinical perspectives. Raven Press, New York, pp 201-215

Laux G, König W (1985) Benzodiazepine: Langzeiteinnahme oder Abusus? Ergebnisse einer epidemiologischen Studie. Dtsch Med Wochenschr 110: 1285-1290

Poser W, Poser S (1986) Abusus und Abhängigkeit von Benzodiazepinen. Internist 27: 738-795

Schmidt LG, Grohmann R, Müller-Oerlinghausen B, Otto M, Rüther E, Wolf B (1989) Prevalence of benzodiazepine abuse and dependence in psychiatric inpatients with different nosology. An assessment of hospital based drug surveillance data. Br J Psychiatry 154: 839-843

Wolf B, Rüther E (1984) Benzodiazepin-Abhängigkeit. MMW 126 (11): 294-296

Wolf B (1985) Wann Tranquilizer in der Praxis verordnen? Kolloquium Prax 27

Wolf B, Grohmann R, Biber D, Brenner PM, Rüther E (1989) Benzodiazepine abuse and dependence in psychiatric inpatients. Pharmacopsychiatry 22: 54-60

World Health Organisation (1965) Committee on dependence producing drugs. Wld Hlth Org Techn Rep Ser: 312

Diskussion

v. Zerssen: Es soll noch einmal betont werden, daß bei der Interpretation der Ergebnisse die entsprechende Verordnungshäufigkeit der betreffenden Medikamente berücksichtigt werden muß; das gilt auch für die Beurteilung möglicher Geschlechtsunterschiede. Die höhere Abhängigkeit gerade bei Frauen ist wahrscheinlich wesentlich dadurch bedingt, daß Frauen häufiger mit Psychopharmaka behandelt werden, da sie häufiger mit entsprechenden Beschwerden zum Arzt kommen.

Linden: Liegen Ihnen Daten vor, wieviel Prozent der Benzodiazepin-Einnahmen ärztlich begleitet verordnet werden? - Wenn ein Patient über Jahre hin ein Benzodiazepin wegen einer fraglichen Indikation einnimmt und das Benzodiazepin wird durch ein Antidepressivum substituiert, liegt dann bei diesem Patienten ein Mißbrauch vor?

v. Zerssen: Wir haben vor einigen Jahren eine Untersuchung durchgeführt mit der Zielsetzung, herauszufinden, auf welchem Weg Patienten mit einer Medikamentenabhängigkeit „ihr" Mittel ursprünglich erhalten haben. Hierzu wurden neben den Patienten auch deren Angehörige befragt. Es war erschreckend, mit welcher Sorglosigkeit Medikamente mit bekanntem Abhängigkeitspotential den Patienten verordnet wurden. Die Patienten wurden in der Regel nicht darüber aufgeklärt, daß solche Medikamente nur über eine kürzere Zeit und nur bei dringendem Bedarf eingenommen werden sollen; auch wurden diese Medikamente oft unreflektiert weiterverordnet. Auf diesem Weg hatte sich das Gros der Abhängigkeiten bei diesen Patienten entwickelt.

Fichter: Wir haben in der Oberbayerischen Verlaufsuntersuchung in der Bevölkerung sehr detailliert untersucht, wie häufig solche Substanzen mit Mißbrauchs- und Abhängigkeitspotential in der Allgemeinbevölkerung eingenommen werden. Es handelt sich hierbei um eine Untersuchung, bei der wir die Probanden zu Hause aufgesucht und auch mittels Kontrolle des häuslichen Medikamentenschrankes möglichst exakt versucht haben, zu eruieren, wie häufig psychoaktiv wirkende Medikamente eingenommen werden. Insgesamt 6,9% der über 15jährigen gaben an, in den letzten 4 Wochen vor der Befragung mindestens 1mal ein Benzodiazepin - in der Regel jedoch öfters - genommen zu haben, Frauen (9%) nahmen in diesem Zeitraum häufiger ein Benzodiazepin ein als Männer (4,3%). In der weiteren Rangfolge wurden barbiturathaltige Kombinationen (3,6%) und Opioide - in der Regel Codeinhaltige Substanzen (2,2%) genannt. Neuroleptika und Antidepressiva wurden in 1,6% bzw. 1,5% aller Bürger in dieser Stichprobe in den letzten 4 Wochen mindestens 1mal eingenommen. Seltener war die Einnahme von Carbaminsäure-Derivaten (0,8%) und Lithium (0,1%).

Grohmann: Selbstverständlich muß man bei der Beurteilung der absoluten Zahlen im AMÜP-System die Grundgesamtheit der Verordnungshäufigkeit mit in die Interpretation einbeziehen. Aber auch unter Berücksichtigung dieses Einflußfaktors zeigen unsere Daten nicht in allen Fällen, daß häufige Nebenwirkungen bei einer Substanz nur aufgrund deren hohen Verordnungshäufigkeit gemeldet werden. Beispielsweise wird Sulpirid im niedergelassenen Bereich sehr häufig eingesetzt; einen Mißbrauch oder eine Abhängigkeit von Sulpirid konnten wir jedoch in dem rekrutierten Patientenkollektiv, das ja aus dem niedergelassenen Bereich stammt, nicht beobachten. Auch sehen wir beim Amitriptylin viel häufiger die Nebenwirkung Delir im Vergleich zu anderen, weniger stark anticholinerg wirksamen, aber genauso häufig eingesetzten Antidepressiva. Haloperidol, das ebenfalls sehr häufig eingesetzt wird, wurde in unserem System mit der Nebenwirkung Delir nicht in Verbindung gebracht, so daß ich meine, daß das Auftreten bestimmter Nebenwirkungen auch mit der unterschiedlichen Wirkweise der Substanzen zusammenhängt. - Die Frage, ob der bei unseren Patienten registrierte Benzodiazepinmißbrauch durch unkritische Verordnung iatrogen ausgelöst oder unterhalten wird, kann ich aufgrund unserer Erhebungsmethode nicht exakt beantworten. In unserem Erhebungssystem wird lediglich der Beginn der Einnahme erfaßt, und hier konnten wir feststellen, daß bei Patienten mit mißbräuchlicher Benzodiazepin-Einnahme in der Regel die ärztliche Verordnung am Anfang gestanden hat. Eine Ausnahme bildet die Gruppe der Patienten mit Opiatabhängigkeit. Bei diesen

Patienten wurden die Benzodiazepine in der Regel nur zur Überbrückung von Beschaffungsproblemen eingenommen und waren in der Regel nicht ärztlich verordnet. Ich glaube zwar, daß es einen ärztlich verordneten Benzodiazepin-Mißbrauch gibt, kann es allerdings aufgrund unserer Erhebungsmethoden nicht mit harten Daten belegen. - Die Frage, inwieweit eine über Jahre dauernde Benzodiazepin-Einnahme als Mißbrauch oder als indizierte Langzeitbehandlung zu beurteilen war, wurde bei uns jeweils in einer sog. Fallkonferenz, in der alle Nebenwirkungsfälle diskutiert wurden, immer sehr genau besprochen. Sofern eine Langzeitbehandlung indiziert war und die Dosis vom Patienten nicht eigenmächtig erhöht wurde, haben wir das nicht als Mißbrauch bewertet.

Gerhard: Zur Zeit läuft in Mainz in Zusammenarbeit mit dem Lehrbeauftragten für Allgemeinmedizin eine Untersuchung mit der Fragestellung, inwieweit es einen ärztlich verordneten Mißbrauch von Benzodiazepinen gibt. Nach den mir vorliegenden Informationen zeichnet sich ab, daß ein nicht unerheblicher Teil der Patienten zum ersten Mal in der Klinik Benzodiazepine erhalten hat. Unter stationären Bedingungen ist es leider immer noch Usus, daß Patienten abends routinemäßig ein Benzodiazepin erhalten und sich dann bei einem längeren Krankenhausaufenthalt bei ihnen eine Abhängigkeit entwickelt. Was ebenfalls nicht zu unterschätzen ist und sehr häufig vorkommt, ist die Weitergabe entsprechender Präparate von Patienten im Verwandten- und Bekanntenkreis. An letzter Stelle scheint es in der Tat so zu sein, daß niedergelassene Ärzte für den Mißbrauch ursächlich verantwortlich sind. Am häufigsten sind hiervon alte Patienten betroffen, bei denen eine sog. low-dose dependancy vorliegt. Der Beginn der Benzodiazepin-Einnahme liegt bei diesen Patienten allerdings in der Regel sehr lange, oft länger als 10 Jahre zurück. Die initiale Dauerverordnung fiel also oft in eine Zeit, in der man ein Abhängigkeitspotential von Benzodiazepinen weitgehend negierte.

v. Zerssen: Es entspricht auch meiner Erfahrung, daß viele Patienten in der Tat in der Klinik abhängig werden, und zwar oft durch ärztlich unzureichend beaufsichtigtes Pflegepersonal, das z. T. den Patienten Schlafmittel aufdrängt.

Rüther: Geben die Daten des AMÜP-Systems Anlaß zur Besorgnis? Welche abschließenden Folgerungen leiten Sie daraus ab?

Grohmann: Die Daten zeigen eindeutig, daß es Mißbrauch und Abhängigkeit bei Medikamenten, die derzeit ärztlich verordnet werden, gibt und daß wir diese Probleme am häufigsten im Zusammenhang mit Benzodiazepinen beobachten. Das Problem des Benzodiazepin-Mißbrauchs und der -Abhängigkeit tritt jedoch nach diesen Daten erheblich seltener auf, als es Kornhuber für die Gesamtpopulation in der BRD in seinem Beitrag im Deutschen Ärzteblatt postuliert hat (Literatur s. S. 25). Wir fanden bei unseren psychiatrischen Patienten, die ja eine Risikopopulation darstellen für Benzodiazepin-Mißbrauch und -Abhängigkeit, nur eine Prävalenzrate von 5%. Insofern zeigen unsere Daten, daß man dieses Problem nicht dramatisieren darf, und es darf auch nicht dazu führen, daß Patienten mit schweren Angsterkrankungen und schweren Schlafstörungen eine notwendige und wichtige Langzeitbehandlung mit Benzodiazepinen vorenthalten wird.

Merksätze für die Praxis

MEDIKAMENTEN-MISSBRAUCH UND -ABHÄNGIGKEIT BEI PSYCHIATRISCHEN PATIENTEN.

1. Bei psychiatrischen Patienten ist Mißbrauch von Arzneimitteln sehr häufig (bis zu 75%!). Dieser Medikamenten-Mißbrauch kommt vergleichsweise häufiger bei Frauen als bei Männern vor.

2. Vor der Verordnung von Substanzen mit Abhängigkeitspotential muß bei jedem Patienten eine umfassende Medikamenten-Anamnese erhoben werden.

   Patienten mit einer Vorgeschichte von Mißbrauch oder Abhängigkeit von Alkohol, Drogen oder Medikamenten sollten Arzneimittel mit Abhängigkeitspotential nach Möglichkeit nicht verordnet werden.

3. Bei der längerfristigen Verordnung von Arzneimitteln mit Abhängigkeitspotential ist im Therapieverlauf immer wieder nach einer eventuellen Einnahme zusätzlicher anderer Medikamente und nach dem Umgang mit Alkohol zu fragen. Außerdem ist auf Hinweise zu achten, die auf eine Dosissteigerung schließen lassen.

4. Das Wissen von der Abhängigkeits- oder Mißbrauchs-Gefahr darf nicht dazu führen, daß Patienten mit schweren Angsterkrankungen oder schweren Schlafstörungen eine im Einzelfall womöglich notwendige und wirksame Langzeitbehandlung mit Benzodiazepinen vorenthalten wird.

5. Eine längerfristige Benzodiazepin-Behandlung darf keinesfalls abrupt abgebrochen werden. Nach langfristiger Einnahme von Benzodiazepinen muß die Dosis langsam (über Wochen oder Monate!) schrittweise reduziert werden. Während dieses „Ausschleichens" müssen die Patienten besonders sorgfältig betreut und beobachtet werden.

6. Bei Schmerzpatienten sollte möglichst weitgehend auf den Einsatz von Mischpräparaten (insbesondere von Mischpräparaten mit Coffein oder Codein-Bestandteilen) zugunsten der Anwendung von Monopräparaten verzichtet werden.

Mißbrauch und Abhängigkeit von Antidepressiva?*
Ergebnisse der AMÜP-Studie

L. G. Schmidt

Einleitung

Hinweise auf einen Mißbrauch von Antidepressiva wurden bislang nur in wenigen Einzelfällen bekannt (Böning u. Fuchs 1986; Cramer u. Ohlmeier 1967; Griffin et al. 1981; le Grassicke et al. 1965) und sind bislang kaum systematisch untersucht. Vor kurzem wurde jedoch aus einem Frühwarnsystem von einem zunehmendem Mißbrauch des trizyklischen Antidepressivums Doxepin berichtet (Keup 1988), was die Arzneimittelkommission der deutschen Ärzteschaft zu einem entsprechenden Warnhinweis veranlaßte (1989). Abgesehen von Antidepressiva/ Benzodiazepin-Kombinationspräparaten war kein weiteres Antidepressivum in Form einer Monosubstanz im Zusammenhang mit Mißbrauch genannt. Es stellte sich deshalb die Frage, ob auch in anderen Arzneimittelüberwachungssystemen Mißbrauch von Antidepressiva zu finden ist, von welcher Art dieser Mißbrauch ist, welches Ausmaß er hat und ob von einzelnen Substanzen ein besonderes Risiko ausgeht. Zur Beantwortung dieser Fragen wurde das an den Psychiatrischen Kliniken der Universitäten Berlin, Göttingen und München im Zusammenhang mit dem AMÜP-Projekt (Helmchen et al. 1985) erhobene Datenmaterial analysiert.

* s. Schmidt L. G. et al. (1990) Mißbrauch von Antidepressiva bei Suchtkranken. Dtsch Ärztebl 87: Heft 3 C 84-86

Methodik

Im Rahmen des AMÜP-Projektes wurden Mißbrauch und Abhängigkeit von Arzneimitteln systematisch an den drei beteiligten Kliniken erfaßt, indem die behandelnden Ärzte wöchentlich durch sog. Drug-Monitore nach vorbestehendem Mißbrauch oder Abhängigkeit von Arzneimitteln bei allen neu aufgenommenen Patienten befragt wurden. Demographische, diagnostische und anamnestische Daten zur Mißbrauchs- oder Abhängigkeits-Vorgeschichte sowie der weitere klinische Verlauf insbesondere im Hinblick auf Entzugserscheinungen wurden standardisiert erhoben, die Patienten selbst wurden von den Drug-Monitoren jedoch nicht untersucht. Alle Informationen wurden anonym in der Psychiatrischen Klinik der Universität München zentral gespeichert und ausgewertet.
Der Erfassung von Mißbrauch und Abhängigkeit von psychotropen Substanzen lagen dabei die Definitionen der ICD-9. Rev. der WHO (1965) zugrunde. Entsprechend wurde unter Mißbrauch die Einnahme von Arzneimitteln ohne klare medizinische Indikation oder in überhöhter Dosis verstanden. Abhängigkeit umfaßt definitionsgemäß psychische und physische Aspekte; psychische Abhängigkeit wurde diagnostiziert, wenn ein unwiderstehlicher Drang die Einnahme der Substanz bedingte; physische Abhängigkeit wurde im Falle von Toleranzentwicklung oder bei Auftreten von Entzugserscheinungen angenommen.

Ergebnisse

Bei 1551 von 23545 Aufnahmen in den beteiligten Kliniken wurde Mißbrauch oder Abhängigkeit von Arzneimitteln im Überwachungszeitraum 1980-1986 erfaßt (6,6%) (s. Beitrag Grohmann et al., S. 21 ff.). In lediglich 8 Fällen ließ sich Mißbrauch von Antidepressiva in Form der Monosubstanzen bei Aufnahme (oder in der Anamnese) feststellen, was einen Anteil von 0,5% an allen Patienten mit Medikamentenmißbrauch oder -abhängigkeit ausmacht (entsprechend 0,03% aller Aufnahmen). In weiteren 96 Fällen wurden Antidepressiva in Kombination mit Benzodiazepinen (75mal in Form von Clordiazepoxid, 21mal in Form einer Kombination von Nomifensin und Chlobazam (Präparat nicht mehr im Handel) mißbräuchlich verwandt, wobei der Mißbrauch sich jedoch auf den Benzodiazepin-Anteil bezog.
Diagnosen, eingenommene Antidepressiva und zugehörige Mißbrauchsmuster sind in der beigefügten Tabelle 1 aufgeführt. In allen Fällen waren Patienten betroffen, die eine vorbestehende Mißbrauchs- oder Abhängigkeitsanamnese hatten, die neben Antidepressiva gleichzeitig andere Substanzen wie Alkohol oder Benzodiazepine zum Erfassungszeitpunkt einnahmen oder bei denen eine Polytoxikomanie vorlag. Ein Mißbrauch von Tranylcypromin (in Kombination mit Trifluoperazin) wurde 4mal erfaßt, von Doxepin 3mal, von Amitriptylin 2mal (1mal anamnestisch) und von Trazodon 1mal. Das dem Mißbrauch zugrundeliegende Medikationsmuster konnte in einer nichtverordneten, selbständigen Einnahme aus Vorräten, in einer von Patienten vorgenommenen Dosissteigerung oder in einer wahllosen Einnahme größerer Mengen von Antidepressiva zusammen mit anderen Substanzen bestehen. Primärer oder isolierter Mißbrauch von Antidepressiva war in keinem Fall beobach-

Tabelle 1. Diagnosen und Mißbrauchsmuster bei 8 Patienten mit Mißbrauch von Antidepressiva

Diagnosen	Medikament	Mißbrauchsmuster
1. Polytoxikomanie	Amitriptylin/ Chlordiazepoxid	?
	Tranylcypromin	selbständ. Einnahme (2 Tbl./Tag)
	Doxepin	?
	Benzodiazepine	Dosissteigerung
	Amitriptylin	Dosissteig. + Alkohol
2. Polytoxikomanie	Tranylcypromin	Dosissteig. (4 Tbl./Tag)
Z. n. Meningitis	Dikaliumclorazepat	Dosissteig. (50 mg/Tag)
Torticollis spast.	Propyphenazon/Paracetamol/ Coffein	Dosissteig. (15 Tbl./Tag)
3. Polytoxikomanie	Tranylcypromin	hausärztl. „Mißbrauch" berichtet
	Benzodiazepine	hausärztl. „Mißbrauch" berichtet
4. Polytoxikomanie	Benzodiazepine	Hochdosierung (80 mg/Diazepamäquivalent/Tag)
	Trazodon	Dosissteig. (8 Tbl./Tag)
5. Alkoholismus	Amitriptylin	Dosissteig. (250 mg/Tag)
6. Alkoholismus	Doxepin	Dosissteigerung (Dosis?)
	Melperon	Dosissteigerung (Dosis?)
	Pipamperon	Dosissteigerung (Dosis?)
7. Alkoholabusus	Flurazepam	selbständige Einnahme im Wochenendurlaub
	Doxepin	
8. Manisch-depr. Erkr.	Tranylcypromin	selbständige Einnahme und Dosissteigerung (4 Tbl./Tag)
Med.-Mißbrauch	Dikaliumclorazepat	selbständige Einnahme und Dosissteigerung (50 mg/Tag)

tet worden; das Absetzen der Antidepressiva in der Klinik konnte problemlos erfolgen, ohne daß die Patienten auf Wiederverordnung drängten.

Diskussion und Schlußfolgerungen

Aufgrund der vorliegenden Daten aus dem AMÜP-Projekt ergibt sich:

1. Mißbrauch von Antidepressiva kann vorkommen, ist aber extrem selten, wie die Prävalenzrate von einem halben Prozent in der Gruppe aller Arzneimittelmißbraucher oder -abhängigen zeigt. Vergleichbare Studien mit quantitativem Ansatz sind uns nicht bekannt.
2. Als Risikogruppe gelten Patienten, die ohnehin einen gleichzeitigen Mißbrauch von anderen Substanzen betreiben oder davon abhängig sind. Diese Aussage deckt sich mit dem Bericht von Keup (1988), dessen Frühwarnsystem auf den Interviews suchtkranker Probanden beruht.
3. Ein isolierter Mißbrauch von Antidepressiva fand sich aber weder bei Abhängigkeitskranken noch bei Patienten mit depressiven Erkrankungen. Damit besteht ein deutlicher Unterschied zur Situation bei den Benzodiazepinen, wo eindeutige Fälle von primärer und isolierter Abhängigkeit bekannt sind (Wolf u. Rüther 1984).
4. MAO-Hemmer unterscheiden sich hinsichtlich Art und Häufigkeit des Mißbrauchs von trizyklischen Antidepressiva. So sind Fallberichte bekannt, in denen Patienten das 10- bis 15fache der empfohlenen Dosis von MAO-Hemmern eingenommen haben (Cramer u. Ohlmeier 1967; Shopsin u. Kline 1976). Dabei scheinen hinsichtlich der psychotropen Wirkung Ähnlichkeiten mit den Amphetaminen zu bestehen (Shopsin u. Kline 1976), von denen bekannt ist, daß sie zu psychischer Abhängigkeit führen können. Für das wegen anderer unerwünschter Wirkungen aus dem Handel genommene Antidepressivum Nomifensin sind ähnliche Effekte beschrieben (Böning u. Fuchs 1986). Für die genannten Substanzgruppen sind stimulierende Effekte von besonderer Bedeutung, wobei möglicherweise indirekte Pharmakonwirkungen auf dopaminerge Belohnungs(Reward-)-Systeme für den eigentlichen Abhängigkeitsprozeß verantwortlich sind (Engel et al. 1987). Hingegen sind Absetz- oder Rebound-Symptome, wie sie bei trizyklischen Antidepressiva oft als Ausdruck einer cholinergen Supersensitivität aufgefaßt werden (Dilsaver 1989), nicht für Abhängigkeit spezifisch (Coper 1985); sie können beispielsweise auch bei der Beendigung einer längeren Behandlung mit Substanzen ohne Abhängigkeitspotential wie Clonidin, Nitropräparate, Beta-Blocker oder Neuroleptika auftreten und sind Ausdruck readaptiver Prozesse.
5. Ob für den insgesamt wohl sehr seltenen Mißbrauch von trizyklischen Antidepressiva auch stimulierende Effekte verantwortlich zu machen sind, ist hingegen fraglich. Die Berichte der Patienten sprechen eher dafür, daß sie selbständig und auch in dosissteigernder Weise sedierende Effekte zur Überbrückung von Entzugssymptomen gebraucht bzw. mißbraucht haben. Diese Effekte haben neben den Amitriptylin-artigen Substanzen auch Doxepin und Trazodon sowie niederpotente Neuroleptika (wie Laevomepromazin), weniger die Imipramin-artigen Antidepressiva. Letztere wurden auch weder im Frühwarn- noch im AMÜP-System in einen Zusammenhang mit Mißbrauch gebracht.
6. Die Sonderstellung von Doxepin in den Daten von Keup (1988) mag damit zusammenhängen, daß in der BRD Doxepin als einziges Antidepressivum für die Indikation „Entziehungssyndrom nach Absetzen von Schlafmitteln, Alkohol und anderen zur Sucht führenden psychoaktiven Substanzen“ (Bundesverband der Pharmazeu-

tischen Industrie 1989) vom Bundesgesundheitsamt zugelassen ist. In den USA wird, nach einer soeben abgeschlossenen Studie an 200 polytoxikomanen und meist alkoholabhängigen Patienten der Psychiatrischen Abteilung der John Hopkins-Universität in Baltimore, aufgrund der dortigen inzwischen restriktiven Verschreibungspraxis bei den Benzodiazepinen Amitriptylin deutlich häufiger als Doxepin zur Überbrückung von Entzugssymptomen eingesetzt, und zwar entsprechend den häufigeren Verordnungsgewohnheiten von Amitriptylin gegenüber Doxepin (persönliche Mitteilung von Wolf u. Griffith). Mehr als ein Drittel der dort Befragten hatte Erfahrungen mit Antidepressiva, wobei es sich um eine durchweg sporadische Einnahme handelte, wenn andere, sonst bevorzugte Substanzen, wie Benzodiazepine oder härtere Drogen, nicht zur Verfügung standen. Antriebssteigernde Antidepressiva waren nie benutzt worden. Insgesamt ergibt sich aus den uns zur Verfügung stehenden Daten kein Hinweis auf ein besonderes Risiko von Doxepin. Trotzdem sollte der Einsatz sedierender Antidepressiva bei Suchtkranken hinsichtlich möglicher Abweichungen von ärztlichen Empfehlungen genau überwacht werden.

Literatur

Arzneimittelkommission der deutschen Ärzteschaft (1989) Möglicher Mißbrauch des Antidepressivums Doxepin bei Suchtkranken. Dtsch Ärztebl 86 (28/29): 1467

Böning J, Fuchs G (1986) Nomifensine and psychological dependence - a case report. Pharmacopsychiatry 19: 386-388

Bundesverband der pharmazeutischen Industrie e. V. (1989) Rote Liste 1989. Editio Cantor Verlag, Aulendorf

Coper H (1985) What is drug dependence? Pharmacopsychiatry 18: 323-324

Cramer H, Ohlmeier D (1967) Ein Fall von Tranylcypromin- und Trifluoperazin-(Jatrosom[R])-Sucht: Psychopathologische, schlafphysiologische und biochemische Untersuchungen. Arch Psychiat Z Ges Neurol 210: 182-197

Dilsaver SC (1989) Antidepressant withdrawal syndromes: phenomenology and pathophysiology. Acta Psychiat Scand 79: 113-117

Engel JJ et al. (1987) Brain reward systems and abuse. Raven Press, New York

Griffin N, Draper RJ, Webb MGT (1981) Addiction to tranylcypromine. Br Med J 283: 346

Helmchen H, Hippius H, Müller-Oerlinghausen B, Rüther E (1985) Arzneimittelüberwachung in der Psychiatrie. Nervenarzt 56: 12-18

Keup W (1988) Zur Arzneimittel-Mißbrauchssituation in der Bundesrepublik Deutschland 1987. Arzneiverord Prax 5: 52-58 (Arzneimittelkommission der dt. Ärzteschaft)

Le Grassicke J, Ashcroft GW, Eccleston D, Evans JI, Oswald I, Ritson EB (1965) The clinical state, sleep and amine metabolism of a tranylcypromine (Parnate) addict. Br J Psychiatry 111: 357-364

Shopsin B, Kline NS (1976) Monoamine oxidase inhibitors: Potential for drug abuse. Biol Psychiatry 11: 451-456

Wolf B, Rüther E (1984) Benzodiazepin-Abhängigkeit. MMW 126: 294-296

World Health Organization (1965) Committee on dependence producing drugs. Wld Hlth Org Tech Rep Ser 312

Diskussion

Rüther: Wir gehen mittlerweile immer mehr davon ab, bei längerdauernden Angsterkrankungen oder Schlafstörungen Benzodiazepine zu empfehlen und raten zum alternativen Einsatz von niedrigdosierten Antidepressiva oder auch Neuroleptika. Mir stellt sich aber nun die Frage, ob es wissenschaftlich-empirisch gesichert ist, daß wir mit diesen Verordnungen von Antidepressiva und Neuroleptika die Patienten nicht in eine neue Abhängigkeit - in eine Abhängigkeit von Antidepressiva bzw. Neuroleptika - hineinbringen! Sind die Ergebnisse der AMÜP-Studie überhaupt geeignet, diese Frage adäquat zu beantworten? Müssen wir nicht doch befürchten, daß sich nach einer länger dauernden Antidepressiva- bzw. Neuroleptika-Medikation eine Abhängigkeit entwikkelt?

Schmidt: Wir haben im AMÜP-System nicht nur Mißbrauch/Abhängigkeit von Psychopharmaka untersucht, sondern insbesondere die Nebenwirkungen aller gängigen Psychopharmaka erfaßt. Hierzu sind auch Daten aus dem niedergelassenen Bereich eingegangen. Hier beobachten wir jedoch eine hohe Absetzquote von Antidepressiva, so daß ich glaube, daß wir bezüglich der Antidepressiva nicht das Problem haben, daß die Patienten diese Substanzgruppe zu lange einnehmen, sondern daß die Substanzen eher zu häufig vorzeitig abgesetzt werden.

Grohmann: Zur Relativierung und Interpretation der AMÜP-Daten möchte ich noch einmal betonen, daß es sich um *stationäre* Patienten von Psychiatrischen Universitätskliniken handelt. Hierin liegt sicherlich eine deutliche Selektion. Im Hinblick auf die Daten von Suchtpatienten handelt es sich im wesentlichen um zwei Gruppen: einerseits um Patienten, die primär wegen der Suchterkrankung in die Klinik gekommen sind. Bei dieser Gruppe haben wir keine Antidepressiva-Abhängigkeit und auch keinen Antidepressiva-Mißbrauch in isolierter Form beobachtet. Die anderen Patienten, die wir ebenfalls in unserem System im Hinblick auf Abhängigkeit und Mißbrauch erfaßt haben, wurden primär wegen einer psychiatrischen Erkrankung stationär aufgenommen. Bei diesen Patienten erfassen wir mit unserer Methode einen möglichen Mißbrauch oder gar eine Abhängigkeit von Antidepressiva nicht, da die Patienten in der Regel deswegen in die Klinik kommen, weil eine depressive Symptomatik ambulant nicht mehr ausreichend zu behandeln war. Bei dieser Patientengruppe stellt sich also nicht die Frage des Absetzens eines möglicherweise mißbräuchlich eingenommenen Antidepressivums, sondern im Vordergrund steht hier in der Regel die intensivierte antidepressive Behandlung.

Poser: Im Gegensatz zum Frühwarnsystem von Keup ist m. E. das AMÜP-System besser geeignet, die Frage eines möglichen Abhängigkeitspotentials von Antidepressiva zu beantworten. Da im Frühwarnsystem die Daten anonym gespeichert werden, besteht keinerlei Möglichkeit, die Krankengeschichte erneut zu analysieren, so daß ich glaube, daß von den vorhandenen Methoden das AMÜP die bessere ist. - Ich möchte jedoch noch einen weiteren Gesichtspunkt zu bedenken geben. Im Tierversuch haben sich die klassischen trizyklischen Antidepressiva einheitlich als nicht-abhängigkeitserzeugend herausgestellt. In diesen Versuchen werden Tiere, bei denen man mittels Kokain oder Heroin eine Abhängigkeit erzeugt hat, verschiedenen potentiellen Suchtstoffen ausgesetzt. In der Regel wird in diesen Versuchen nur durch suchtmachende Substanzen ein Selbstapplikationsverhalten ausgelöst. Es ist ein sehr harter Test, und er hat sehr eindeutig ergeben, daß es ein Abhängigkeitspotential der tri- und tetrazyklischen Antidepressiva nicht gibt. - Auch aus diesem Gesichtspunkt halte ich die von Herrn Schmidt zitierten Fälle, bei denen es sich um Patienten handelt, die bereits abhängig von Opiaten und von Benzodiazepinen sind und von denen man erwarten kann, daß sie eher empfindlicher gegenüber anderen potentiellen Suchtstoffen reagieren, als sehr gut geeignet zur Beantwortung der Frage eines möglichen Abhängigkeits- und Suchtpotentials von Antidepressiva. - Die beobachteten Absetzphänomene bei Antidepressiva lassen nicht den Schluß zu, daß bei diesen Patienten eine Abhängigkeit vorliegt. Diese Absetzphänomene enthalten keine psychische Komponente, weshalb die Patienten diese Substanzen auch nicht weiter einnehmen. Auch im DSM-III-R, - das eine relativ ausführliche Substanzliste an Suchtstoffen enthält, werden die tri- und tetrazyklischen Antidepressiva nicht genannt.

Hand: Doxepin scheint öfter auch in der Nachbehandlung des Alkoholentzugs über Jahre hin verordnet zu werden. Mir ist nicht bekannt, ob mit dieser Langzeitmedikation eher ein Rückfall des Alkoholkranken verhindert, oder späte Entzugssymptome unterdrückt werden sollen. – Eine Substanz, die in den Vorträgen von Herrn Schmidt und Herrn Poser nicht genannt wurde, ist das Sulpirid. Diese Substanz wird in der allgemeinärztlichen Praxis relativ breit eingesetzt bei Angsterkrankungen und leichteren Depressionen, da es einen relativ raschen Wirkungseintritt innerhalb von 2–3 Tagen hat. Wie ist das Abhängigkeits- und Mißbrauchspotential von Sulpirid zu beurteilen?

Schmidt: Wenn man im Hinblick auf ihre Rezeptorbindungskapazität alle zur Verfügung stehenden Antidepressiva vergleicht, z. B. Richelson, E.: The newer antidepressants: structures, pharmacokinetics, pharmacodynamics and proposed mechanism of actions, Psychopharmacol. Bull. 20: 213–223 (1984), fällt natürlich auf, daß insbesondere Doxepin eine hohe Affinität zum histaminergen H_1-Rezeptor hat. Diese paßt zur ausgeprägten sedierenden Wirkung von Doxepin und erklärt, warum Doxepin auch sehr gut zur Kupierung von Entzugssyndromen geeignet ist. Daraus kann man allerdings nicht den Schluß ziehen, daß Doxepin in der Langzeitbehandlung ein besonderes Abhängigkeitsrisiko besitzt. Letztlich sind alle sedierenden Substanzen, auch Antihistaminika, mit einem gewissen Mißbrauchspotential belegt. Dazu gibt es auch alte Kasuistiken. – Wir haben in unserem System keine Fälle, bei denen Sulpirid als eine Mißbrauchssubstanz bzw. als ein zur Abhängigkeit führendes Pharmakon genannt wurde. Das liegt allerdings nicht daran, daß wir Neuroleptika nicht mit überwacht haben, sondern daß Neuroleptika praktisch kein Mißbrauchspotential haben. Bei den Neuroleptika konnten wir nur einige ganz wenige Patienten registrieren, die mittel- oder niedrigpotente Substanzen mit stark anticholinerger Begleitwirkung in teilweise exzessiv hohen Dosen mißbräuchlich eingenommen haben.

Fichter: Liegen wissenschaftliche Untersuchungen zur Frage vor, ob es Unterschiede in der Wirkpotenz einzelner Antidepressiva in der Behandlung des Alkoholentzugssyndroms bzw. in der Rezidivprophylaxe gibt? Gibt es genügend wissenschaftliche Belege dafür, daß bestimmte Antidepressiva in dieser Indikation wirksamer sind und bevorzugt eingesetzt werden sollten? – Wie gingen Sie mit dem Problem der kleinen Fallzahl bei Substanzklassen um, die nicht so häufig verordnet wurden? Die Angaben absoluter Zahlen kann ja – wenn man die Verordnungshäufigkeit nicht in die Interpretation einbezieht – im Vergleich des Mißbrauchspotentials zwischen den Substanzen fehlinterpretiert werden.

Schmidt: Zur Frage, ob es bestimmte Antidepressiva gibt, die sich besonders zur Behandlung von Suchterkrankungen und insbesondere zur Behandlung von Alkoholkranken eignen, gibt es Hinweise von Narranjo et al. (Naranjo, C. A.; Sellers, E. M.; Roach, C. A.; Woodley, D. V.; Sanchez-Craig, M.; Sykora, K.: Zimetidine-induced variations in alcohol intake by non-depressed heavy drinkers, Clin. Pharmacol. Ther. 35: 374–381, 1984). Andere Autoren berichteten über gute Erfahrungen mit den selektiven Serotonin-Reuptake-Hemmern Fluvoxamin und Fluoxetin und konnten mit diesen Antidepressiva zeigen, daß die Alkoholaufnahme der Patienten deutlich reduziert werden konnte. Ob es sich hier allerdings um einen spezifischen Effekt bezüglich Alkohol handelt oder ob der allgemeine anorektische Effekt, der mit diesen Substanzen verbunden ist, dafür verantwortlich war, ist wohl noch unklar. – Hinsichtlich des Problems der kleinen Fallzahl im AMÜP-System kann man natürlich im Bereich von 1–5 Fällen keine exakte statistische Bewertung durchführen. Ich denke jedoch, daß diese Zahlen im Vergleich zu den Fallzahlen bei den Benzodiazepinen zumindest die Größenordnung wiedergeben, ob es sich hier um ein häufiges oder doch um ein eher singuläres Problem handelt. – Zum Abhängigkeitspotential von Antidepressiva möchte ich noch anmerken, daß es auch aus dem Humanbereich Beobachtungen gibt, daß unter der Behandlung mit bestimmten Antidepressiva - hier ist mir das Desipramin in Erinnerung - das Craving bei Suchtpatienten abnehmen soll. Es wird sogar die Meinung vertreten, daß Antidepressiva Phänomene der psychischen Abhängigkeit reduzieren, also Substanzen wären, die gegen eine Abhängigkeit eingesetzt werden können. Auch von diesem Gesichtspunkt her halte ich die Diskussion um ein Abhängigkeitspotential von Antidepressiva für abwegig.

Merksätze für die Praxis

Missbrauch und Abhängigkeit von Antidepressiva?

1. *Mißbrauch* ist die Einnahme von Arzneimitteln ohne klare medizinische Indikation oder in erhöhter Dosis.

2. *Abhängigkeit* umfaßt psychische und physische Aspekte, wie unwiderstehlichen Drang, die Substanz einzunehmen, Toleranzentwicklung oder Auftreten von Entzugserscheinungen.

3. Mißbrauch von trizyklischen Antidepressiva kann vorkommen, ist aber extrem selten; ein isolierter Mißbrauch von Antidepressiva findet sich weder bei Abhängigkeitskranken noch bei Patienten mit depressiven Erkrankungen.

4. MAO-Inhibitoren unterscheiden sich hinsichtlich Art und Häufigkeit des Mißbrauchs von trizyklischen Antidepressiva, da die psychotrope Wirkung der MAO-Inhibitoren der des Amphetamins ähnelt.

5. Für den sehr seltenen Mißbrauch von trizyklischen Antidepressiva scheinen sedierende Effekte zur Überbrückung von Entzugssymptomen verantwortlich zu sein, weshalb bei diesen Patienten Abweichungen von ärztlichen Empfehlungen genau zu überwachen sind.

6. Die Sonderstellung des trizyklischen Antidepressivums Doxepin in den Daten des Frühwarnsystems mag damit zusammenhängen, daß in der Bundesrepublik Doxepin als einziges Antidepressivum für die Indikation „Entziehungssyndrom nach Absetzen von Schlafmitteln, Alkohol und anderen zur Sucht führenden psychoaktiven Substanzen“ vom Bundesgesundheitsamt zugelassen ist. Insgesamt ergibt sich aus den zur Verfügung stehenden Daten kein Hinweis auf ein besonderes Risiko von Doxepin.

7. Absetz- oder Rebound-Symptome, wie sie bei trizyklischen Antidepressiva oft als Ausdruck einer cholinergen Supersensitivität aufgefaßt werden, sind für Abhängigkeit nicht spezifisch.

Vergleich der Wirksamkeit oral und parenteral applizierter Antidepressiva

F. Müller-Spahn

Verschiedene Antidepressiva (AD) wie Amitriptylin, Clomipramin, Dibenzepin, Doxepin, Maprotilin, Trazodon, Trimipramin und Viloxazin eignen sich auch für die parenterale Therapie. Die Beantwortung der Frage, inwieweit eine parenterale Applikation der peroralen Einnahme überlegen sei, war in den vergangenen Jahren Gegenstand zahlreicher wissenschaftlicher Untersuchungen. Dabei wurden als Entscheidungskriterien pharmakologische und klinische Aspekte überprüft (Tabelle 1). Ziel dieser Übersicht ist eine kurze Darstellung der dabei ermittelten Ergebnisse.

Tabelle 1. Entscheidungskriterien der Wirksamkeit peroral und parenteral applizierter Antidepressiva

Pharmakologische Aspekte	Klinische Aspekte
Pharmakokinetik Pharmakodynamik	Indikationen Compliance Wirkungseintritt Remissionsgrad Verträglichkeit Psychologische Effekte

Pharmakologische Aspekte

Pharmakokinetik und Pharmakodynamik

Trizyklische Antidepressiva (TZA) sind basisch-lipophile Amine, die nahezu vollständig im Dünndarm absorbiert werden. Maximale Plasmakonzentrationen wurden zwischen 2-8 h nach peroraler Gabe gemessen (Überblick: Ereshefsky et al. 1988). Der Bioverfügbarkeitsfaktor, d.h. jener Anteil der Substanz, der die systemische Zirkulation erreicht und damit pharmakologisch wirksam werden kann, ist für TZA nach peroraler Applikation mit z.B. 13-45% für Doxepin oder 30-60% für Amitriptylin relativ gering, gemessen an der vollständigen Absorption (Ereshefsky et al. 1988). Dieses Phänomen ist zum großen Teil durch die unmittelbar auf die Absorption folgende Leberpassage mit einer ausgeprägten Metabolisierung („first pass-effect") zurückzuführen.

Im Gegensatz dazu werden z.B. für Maprotilin und Protriptylin Bioverfügbarkeitsfaktoren zwischen ca. 70 und 90% berichtet.

Vor dem Hintergrund pharmakokinetischer Überlegungen wurde nun der Vorteil einer intravenösen Applikation von zyklischen AD von verschiedenen Autoren in der initial schnelleren Anflutungsgeschwindigkeit, höheren Plasmaspiegeln und dem höheren Anteil der Muttersubstanz-Konzentrationen im Vergleich zu dem Hauptmetaboliten gesehen, z.B. Clomipramin vs. Desmethyl-Clomipramin. Letzterer führt zu pharmakodynamisch unterschiedlichen Effekten (s. unten). Allerdings dürften die initial bei intravenöser Applikation höheren Plasmaspiegel für die sich in Tagen und Wochen entwickelnde antidepressive Wirkung kaum von entscheidender Bedeutung sein, sondern eher jene Plasmaspiegel, die sich nach längerfristiger Gabe einstellen, d.h. unter „Steady-state"-Bedingungen.

In diesem Zusammenhang berichtete z.B. Müller-Oerlinghausen (1984), daß sich bei gleicher Dosierung in der 3. Woche die Serumspiegel von Clomipramin nach peroraler und intravenöser Applikation bei einer Patientengruppe mit vergleichbarem Alter und Körpergewicht nicht signifikant voneinander unterschieden. Bei peroraler Gabe lag jedoch der Anteil von Desmethyl-Clomipramin höher.

Diese Befunde leiten zwangsläufig über zu der Frage, inwieweit überhaupt höhere Plasmaspiegel von Anitdepressiva auch eine bessere klinische Wirksamkeit bedingen. Die dazu vorliegenden wissenschaftlichen Untersuchungen zeigen sehr kontroverse Ergebnisse und lassen kaum eine eindeutige Schlußfolgerung zu. So wurden für verschiedene Antidepressiva lineare, kurvilineare oder keinerlei korrelative Beziehungen zwischen der Höhe des Plasmaspiegels und der klinischen Wirkung gesehen.

Gaertner et al. (1984) berichteten z. B. für Amitriptylin über ein therapeutisches Fenster mit optimalen Serum-Konzentrationsbereichen zwischen 125 und 210 ng/ml (Amitriptylin plus Nortriptylin). Allerdings liegen umfassendere systematische, gut kontrollierte Studien nur für wenige Substanzen wie z. B. Amitriptylin, Nortriptylin, Imipramin, Clomipramin und Maprotilin vor. Diese immens hohen Schwankungen sind zum einen Folge einer individuell unterschiedlichen, genetisch determinierten Hydroxylierungskapazität der Leber, zum anderen z. B. Ausdruck altersabhängiger Einflüsse oder hepatorenaler Erkrankungen.

Ein anderer bedeutsamer Aspekt für das Verständnis pharmakologischer Wirkungen liegt in den weiteren Metabolisierungsschritten. Diese führen vielfach zu pharmakologisch aktiven Substanzen, die ebenfalls die Pharmakodynamik beeinflussen, d. h. die Wechselwirkungen auf Rezeptorebene und damit die antidepressive Wirkung schlechthin, z. B. die Metabolisierung von Amitriptylin zu seinem Hauptmetaboliten Nortriptylin (Sieberns 1985). Bei intravenöser Applikation ist pharmakodynamisch vor allem die Muttersubstanz wirksam. Die pharmakodynamisch bedeutsamen Interaktionen mit noradrenergen, serotonergen und cholinergen Rezeptoren werden ihrerseits durch verschiedene Faktoren, wie z. B. Dosierung, Plasmaeiweiß-Bindung, Verteilung und Elimination beeinflußt.

Eine weitere Problematik liegt in der Umstellung von intravenöser auf perorale Applikation. Hier wurde eine Vielzahl unterschiedlicher Konzepte vorgeschlagen. Müller-Oerlinghausen (1984) überprüfte die Serumkonzentrationen von Maprotilin (150 mg) nach dosisgleicher Umstellung von intravenöser Applikation (gemessen nach 3 Wochen) auf die perorale Gabe (gemessen in der 4. Woche). Signifikante Unterschiede der Plasmaspiegel ließen sich dabei nicht beobachten.

Die Umstellung von 150 mg Clomipramin intravenös auf die gleiche Dosierung peroral führte (Jungkunz et al. 1984) zu einer Änderung des Verhältnisses der Muttersubstanz Clomipramin zu dem Metaboliten Desmethyl-Clomipramin mit höheren Werten unter peroraler Gabe, jedoch blieb die Gesamtsumme der Plasmaspiegel gleich. Klinisch relevante therapeutische Veränderungen seien nach Umstellung nicht mehr aufgetreten.

Auch Wolfersdorf et al. (1984) schlugen eine Umstellung von intravenös auf peroral im Verhältnis 1:1 vor, ohne daß wesentliche Änderungen der klinischen Wirksamkeit bzw. Verträglichkeit zu beobachten seien.

Zusammenfassend lassen sich die im Schrifttum vorliegenden Befunde zur Frage einer pharmakokinetisch begründeten Überlegenheit einer intravenösen Gabe von Antidepressiva dahingehend interpretieren, daß

1. unter „Steady-state"-Bedingungen i. allg. kein wesentlicher Unterschied in der Höhe der Plasmaspiegel nach peroraler oder intravenöser Applikation bei gleicher Dosierung vorliegt;
2. der Zusammenhang zwischen der Höhe der Plasmaspiegel und der klinischen Wirksamkeit sehr kontrovers diskutiert wird, wobei ein linearer Zusammenhang

i. allg. nicht vorzuliegen scheint; dagegen wird für einzelne Substanzen wie z. B. Amitriptylin und Nortriptylin ein sog. therapeutisches Fenster diskutiert;

3. bei intravenöser Applikation mehr Muttersubstanz zur Verfügung steht; dies kann pharmakodynamisch bedeutsam sein, da z. B. die Muttersubstanz Clomipramin eine deutliche serotonerge Wiederaufnahmehemmung bewirkt, im Gegensatz zu dem vorwiegend noradrenerg wirksamen Desmethyl-Clomipramin.

Die bisher vorliegenden, methodisch gut kontrollierten Studien zeigen damit keine wesentlichen klinisch relevanten Vorteile einer intravenösen Therapie gegenüber einer peroralen Gabe.

Klinische Aspekte

Indikationen

Laux u. König (1987) listen „als mögliche Indikationen" für eine antidepressive Infusionstherapie u. a. depressive Stupores, eine somatogene (Alters-)Depression, eine vitalisierte neurotische (Erschöpfungs-)Depression, Suizidalität bei Depressionen, Zwangssyndrome im Rahmen endogener Depressionen, chronische Schmerzsyndrome, anorektische Syndrome und Entzugssyndrome auf. Als „klassische Indikation" für die intravenöse Applikation von AD rücken sie die sog. therapieresistenten endogenen Depressionen in den Mittelpunkt ihrer Ausführungen.

Dieses sehr weitgefaßte Indikationsspektrum umfaßt damit den größten Teil nosologisch unterschiedlicher depressiver Syndrome, für die i. allg. bei der *Ersttherapie* aber auch eine perorale Applikation als ausreichend erscheint.

Ca. 70% der mit trizyklischen AD behandelten Patienten zeigten eine deutliche klinische Besserung bei der Ersttherapie (Klein u. Davis 1969). Für die verbleibenden 30% der Patienten kommen dann andere Therapiekonzepte wie Dosiserhöhungen, eine Änderung der Substanzgruppe sowie verschiedene Kombinationsverfahren und/oder eine intravenöse Applikation in Frage.

Im wissenschaftlichen Schrifttum liegen kaum gut kontrollierte Studien vor, die konsistent eine Überlegenheit der Infusionstherapie gegenüber der peroralen Gabe bei den einzelnen nosologisch unterschiedlichen depressiven Syndromen begründen würden. Dies soll allerdings nicht bedeuten, daß in Einzelfällen nicht tatsächlich eine parenterale Gabe vorteilhafter sein kann, insbesondere unter dem Aspekt der Compliance und psychologischer Wirkungen, die im einzelnen noch diskutiert werden.

Compliance

Zweifellos gilt eine mangelnde Compliance zu Recht als einer der Hauptfaktoren für eine unzureichende klinische Wirkung antidepressiver Therapie. Verschiedenen Studien zufolge werden bis zu 70% der verordneten Medikamente nicht korrekt eingenommen. Diese Zahlen werden eindrucksvoll durch eine neuere Studie (Linden 1987) belegt. So brachen 46% der in einer nervenärztlichen Praxis medikamentös antidrepressiv behandelten Patienten die Therapie vorzeitig ab, von den verbliebenen 54% nahmen nur weniger als die Hälfte die verordneten Medikamente regelmäßig ein.

Wenn auch die Compliance z. B. durch eine intensive Aufklärung über Wirkungen und unerwünschte Effekte, evtl. unter Miteinbeziehung von Familienangehörigen, deutlich gebessert werden kann, bietet letztlich nur eine parenterale Applikation eine sichere Gewähr für eine kontrollierte Zufuhr der Substanz. Dieser Vorteil kann im Einzelfall von beträchtlichem Nutzen sein.

Wirkungseintritt

Generell ist hier zwischen klinischen Effekten zu differenzieren, die relativ kurzfristig bzw. erst nach längerfristiger Applikation auftreten. So sind z. B. sedierende, psychomotorisch dämpfende und schlafanstoßende ebenso wie unerwünschte anticholinerge Wirkungen dosisabhängig sehr rasch zu beobachten, während die eigentliche Stimmungsaufhellung meist erst nach zumindest tagelanger Behandlung eintritt.
Der kurzfristige Wirkungseintritt selbst wird im wesentlichen von der Absorptionsgeschwindigkeit und der Verteilungshalbwertzeit determiniert.
Abhängig von der Applikationsart - peroral oder intravenös - lassen sich häufig qualitativ unterschiedliche Wirkungen beobachten. Zum Beispiel wirkt die intravenöse Gabe von Clomipramin vielfach im Gegensatz zur peroralen Applikation eher sedierend.
Die Frage nach einem rascheren antidepressiven Wirkungseintritt bei parenteraler Applikation wurde im Schrifttum ebenfalls sehr kontrovers diskutiert. Während einzelne Autoren wie Laux u. König (1987) oftmals über einen rascheren Wirkungseintritt nach intravenöser Gabe berichteten, konnte dies von anderen Autoren (Jungkunz et al. 1984) nicht bestätigt werden. Diese Arbeitsgruppe beobachtete unter peroraler Gabe von Clomipramin sogar einen rascheren Wirkungseintritt, d. h. eine initiale parenterale Behandlung über 14 Tage wirkte letztlich weder schneller noch führte sie insgesamt zu besseren Ergebnissen.
Zusammenfassend zeigen die sehr wenigen doppelblind intravenös versus peroral kontrollierten Studien keine konsistent klinisch bedeutsame Überlegenheit einer antidepressiven Infusionstherapie.

Remissionsgrad

Bezüglich des Remissionsgrades lassen die wenigen doppelblind kontrollierten Studien keine eindeutigen Schlußfolgerungen im Hinblick auf die Überlegenheit einer Applikationsform zu. Zusammenfassend wurden z. B. für Clomipramin in 5 kontrollierten Untersuchungen 4mal vergleichbare klinische Wirkungen sowohl bei intravenöser als auch bei peroraler Applikation und einmal eine Überlegenheit der peroralen Gabe berichtet (Überblick: Laux u. König 1987).

Verträglichkeit

Die Annahme einer besseren systemischen Verträglichkeit der intravenösen Applikation von AD basiert auf der Überlegung, daß bei einer intravenösen antidepressiven Therapie bereits bei relativ niedrigen Dosierungen klinisch wirksame Serum-Konzentrationen erreicht werden könnten. Da aber die interindividuelle Variabilität der Plasmaspiegel insgesamt bei gleicher Dosierung beträchtlich ist (Nelson et al. 1989), zudem kaum lineare Zusammenhänge zwischen dem Plasmaspiegel und der klinischen Wirkung vorliegen, ist die Ausgangshypothese nicht schlüssig beweisbar. Die dazu vorliegenden Untersuchungen mit meist individueller Dosisanpassung und häufig deutlich höheren peroralen Dosierungen erschweren zusätzlich eine wissenschaftlich exakte Interpretation.
Zusammenfassend ist aus den bisher vorliegenden Studien zu folgern, daß bei äquivalenten höheren Dosierungen - z. B. bei *150 mg i. v. Gabe* - unerwünschte Wirkungen häufiger auftreten, dagegen bei niedrigen - z. B. 25-75 mg - intravenös applizierten Dosierungen die antidepressive Wirksamkeit nicht umfassend nachgewiesen werden konnte.

Psychologische Effekte

Psychologisch bzw. psychodynamisch wirksame Faktoren wie z. B. vermehrt regressives Verhalten, biologische Erklärungsmodelle der depressiven Erkrankung, vermehrte Zuwendung, sowie eine Steigerung des Selbstwertgefühls durch intensive Betreuung, lassen am ehesten die in Einzelfällen überzeugend nachweisbare klinische Überlegenheit der intravenösen Gabe begründen und sind deshalb von besonderer therapeutischer Bedeutung.

Zusammenfassung

1. Die Ersttherapie eines depressiven Syndroms erfordert i. allg. keine intravenöse Behandlung.
2. Die intravenöse Gabe zeigt keine pharmakokinetisch eindeutig begründbaren wesentlichen klinischen Vorteile gegenüber der peroralen Applikation.
3. Der Vergleich der antidepressiven Wirksamkeit nach parenteraler und peroraler Gabe zeigt weder hinsichtlich des Wirkungseintritts, des Remissionsgrades noch der Verträglichkeit eine klare Überlegenheit eines Applikationsmodus.
4. Die sichere Compliance, pharmakokinetische Bedingungen (z. B. schwere gastrointestinale Störungen) und vor allem psychologisch-psychodynamisch wirksame Faktoren begründen im Einzelfall eine Überlegenheit der intravenösen Gabe.

Literatur

Brückmann JU, Blaha L (1982) Katamnestische Beurteilung des Therapieerfolges antidepressiver Infusionsbehandlung. In: *Kielholz P, Adams C* (Hrsg) Antidepressive Infusionstherapie. Thieme, Stuttgart

Ereshefsky L, Tran-Johnson T, Davis C, LeRoy A (1988) Pharmacokinetic factors affecting antidepressant drug clearance and clinical effect: Evaluation of doxepin and imipramine - New data and review. Clin Chem 34 (5): 863-880

Gaertner HJ, Giedke H, Breyer-Pfaff U (1984) Biochemische, pharmakologische und psychophysiologische Untersuchungen zur Optimierung der Pharmakotherapie bei depressiven Erkrankungen. Nervenarzt 55: 133-136

Jungkunz G, Kuss HJ, Dieterle D, Laakmann G, Schmauss M, Wittmann M (1984) Vergleich der Infusionsbehandlung mit der peroralen Applikation von Clomipramin bei endogenen depressiven Patienten. Eine Doppelblindstudie mit Plasmaspiegel-Bestimmungen. In: *Kielholz P, Adams C* (Hrsg) Tropfinfusionen in der Depressionsbehandlung. Thieme, Stuttgart, S 38-48

Klein DF, Davis JM (1969) Diagnosis and drug treatment of psychiatric disorders. Williams & Wilkins Baltimore

Laux G, König W (1987) Infusionstherapie bei Depressionen. Ein Leitfaden für Klinik und Praxis. In: *Faust V* (Hrsg) Compendium Psychiatricum. Hippokrates, Stuttgart

Linden M (1987) Phase-IV-Forschung - Antidepressiva in der Nervenarztpraxis. Springer, Berlin Heidelberg New York Tokyo

Müller-Oerlinghausen B (1984) Serumspiegel von Clomipramin und Maprotilin bei parenteraler und peroraler Applikation. In: *Kielholz P, Adams C* (Hrsg) Tropfinfusionen in der Depressionsbehandlung. Thieme, Stuttgart, S 27-37

Nelson JC, Mazure C, Jatlow PI (1989) Clinical implications of the pharmacokinetics of tricyclic antidepressants. In: *Dahl SG, Gram LF* (eds) Clinical pharmacology in psychiatry. Springer, Berlin Heidelberg New York Tokyo, S 219-227

Sieberns S (1985) Antidepressiva. Klinik - Pharmakokinetik - Interaktionen. Therapiewoche 35: 5804-5815

Wolfersdorf M, Wendt G, Binz U, Metzger R, Hole G (1984) Zum Problem der Umstellung von antidepressiver Infusionstherapie auf perorale Medikation. In: *Kielholz P, Adams C* (Hrsg) Tropfinfusionen in der Depressionsbehandlung. Thieme, Stuttgart, S 102-115

Diskussion

Linden: Für mich sprechen noch zwei wichtige Gründe von seiten der Patientenführung für eine intravenöse Antidepressiva-Behandlung. Einerseits akzeptiert es ein akut erkrankter depressiver Patient eher, täglich in die Praxis zu kommen, wenn er eine initiale Infusionstherapie erhält und andererseits wird hierdurch vermieden, diesem Patienten in der kritischen Phase des Behandlungsbeginns ein Suizidmittel in die Hand zu geben. - Bezüglich des therapeutischen Fensters gibt es z. B. Untersuchungen von Murphy et al. (J. Affect. Dis. 9, 123, 1985) zu Nortriptylin, die zeigen, daß selbst bei dieser Substanz ein therapeutisches Fenster nicht durchgehend nachweisbar ist. - Es ist zu überlegen, ob die Höhe des Serumspiegels ein geeigneter Prädiktor für die Wirkung eines Antidepressivums ist oder ob wir hier eher eine Dosis-Wirkungsbeziehung haben, wie wir sie auch von anderen Psychopharmaka bzw. Pharmaka generell kennen. Bei den Neuroleptika ist es für uns selbstverständlich, daß wir sehr unterschiedliche Dosisbereiche haben, z. B. in der Prophylaxe und in der Behandlung eines akut erregt gespannten schizophrenen Patienten. Nur bei den Antidepressiva herrscht eine Einheitsmythologie vor, wonach jeder depressive Patient mit 150 mg zu behandeln sei. Zu dieser Frage gibt es empirische Daten von z. B. Blackburn (Pharmacopsychiatry 17, 143-147, 1984) die zeigen, daß - abhängig von der Art der depressiven Syndrome und sogar der Art des Therapiesettings - Patienten unterschiedlich auf Antidepressiva reagieren, so daß ich vorschlagen würde, die Dosis mehr nach der Depressionstiefe und dem individuell erzielten Therapieerfolg zu richten. - Darüber hinaus ist zu berücksichtigen, daß Antidepressiva wie alle anderen Psychopharmaka abhängig von der Dosis auch unterschiedliche Wirkungsdimensionen entfalten. Sei es, daß sie in niedrigeren Dosen weniger sedierend, evtl. sogar eher antriebssteigernd oder anxiolytisch wirken können und in höheren Dosierungen sogar eine neuroleptische Wirkung entfalten können. Wahnhafte Depressionen müssen mit einer höheren Antidepressiva-Dosis behandelt werden als beispielsweise Patienten mit einer depressiven Anpassungsstörung. Darüber hinaus müssen im Behandlungsverlauf Adaptationsphänomene beachtet werden, die möglicherweise zu einer Korrektur der Dosierung Anlaß geben können.

Müller-Spahn: Diese Anmerkungen tangieren generelle Aspekte der antidepressiven Wirksamkeit von Thymoleptika. Im Hinblick auf mögliche Unterschiede zwischen intravenöser und peroraler Applikation ermöglichen sie keine differenziertere Beurteilung. Hinsichtlich der Differenzierung der einzelnen Wirkdimensionen sind mir keine Studien bekannt, die neben der Dokumentation des depressionslösenden Effektes, der Besserung der Schlafstörung und z. T. der Besserung der Antriebsverarmung weitere Symptome in die Beurteilung des Therapieverlaufs miteinbezogen haben.

v. Zerssen: Wenn auch die schneller eintretende antidepressive Wirkung einer Infusionstherapie „nur" ein „Placeboeffekt" ist - wie wir vermuten - warum sollte man diesen in der Praxis nicht ausnutzen? Gerade in der initialen Behandlungsphase, in der die pharmakologische antidepressive Wirkung noch nicht eingetreten ist, würde ich diesen „Placeboeffekt" für die Therapie als sehr nützlich ansehen.

Müller-Spahn: Ich habe erwähnt, daß die „Placebowirkung" bei intravenöser Applikation im Vergleich zur oralen Gabe sicherlich deutlich höher ist, was alleine aus dieser Überlegung heraus in Einzelfällen eine intravenöse Gabe rechtfertigt.

Rüther: Ich würde nur vorschlagen, daß wir in diesem Zusammenhang nicht von einem Placeboeffekt, sondern von einer psychologischen Wirkung sprechen.

Matussek: In einer WHO-Studie (in Vorbereitung) konnte gezeigt werden, daß die Wirkung von 150 mg eines oral gegebenen trizyklischen Antidepressivums 75 mg einer parenteralen Gabe vergleichbar war. Der mit geringerer Dosierung erzielbare vergleichbare Effekt wäre ein weiteres Argument für die i. v. Gabe von Antidepressiva, insbesondere bei älteren Patienten.

Hippius: Zur Überwachung einer Lithiumprophylaxe müssen regelmäßig Plasmaspiegelkontrollen durchgeführt werden. Entsprechende Untersuchungen bei Antidepressiva haben nicht den gleichen Stellenwert und sollten daher nicht routinemäßig bei jedem Patienten durchgeführt werden. Bei welchen Indikationen würden Sie die Bestimmung der Antidepressiva-Plasmaspiegel empfehlen?

Müller-Spahn: Müller-Oerlinghausen (1984, die Literaturangabe findet sich im Literaturverzeichnis meines Beitrages) folgerte aus seinen Untersuchungen mit Maprotilin und Clomipramin nach peroraler bzw. intravenöser Applikation, daß die Veränderungen aus pharmakokinetischer Sicht keineswegs so bedeutend seien, daß sich daraus ein wesentlicher klinischer Vorteil der Infusionsbehandlung ableiten ließe. Jungkunz et al. (1984, die Literaturangabe findet sich ebenfalls im Literaturverzeichnis meines Beitrages) verglichen pharmakokinetische Besonderheiten bzw. die klinische Effizienz einer peroralen Gabe von Clomipramin mit der intravenösen Applikation bei einer Dosierung von 150 mg/Tag. Dabei erwies sich die perorale Applikation sowohl bezüglich des Wirkungseintrittes als auch im Hinblick auf die Gesamtzahl der remittierten Patienten als der intravenösen Applikation überlegen. Nach Umstellen von intravenöser auf perorale Gabe änderte sich das Verhältnis der Muttersubstanz Clomipramin zum Desmethyl-Metaboliten, die Gesamtsumme der Plasmaspiegel blieb jedoch gleich. Die Autoren folgerten daraus, daß die Entscheidung, peroral als auch intravenös mit gleicher Dosis zu behandeln, richtig war, um vergleichbare Plasmakonzentrationen zu erhalten. - Die Bestimmung des Antidepressiva-Plasmaspiegels erscheint mir sinnvoll bei therapieresistenten Depressionen, beim Auftreten von ausgeprägten unerwünschten Begleiteffekten sowie mit Einschränkung zur Überprüfung der Compliance.

Matussek: Nach der WHO-Studie ist eine solche Empfehlung gerechtfertigt; hier wurden die meisten Fälle behandelt.

Beck: Wir haben mit Herrn Laux in Würzburg eine kontrollierte Doppelblindstudie durchgeführt und antizipiert, daß wir bei der i. v. Gabe mit einer geringeren Substanzmenge auskommen. Die Doxepin-Dosis i. v. versus oral wurde im Verhältnis von 2:3 eingesetzt. Im wesentlichen waren die klinischen Ergebnisse identisch, was demnach eher dafür sprechen würde, daß man bei einer i. v. Gabe mit etwas geringeren Dosen eine vergleichbare Wirkung erzielen könnte (Laux, G. et al., WMW 139, 525, 1989).

Rüther: Damit ist aber noch nicht bewiesen, daß man oral nicht ebenfalls mit einer niedrigeren Dosierung ausgekommen wäre. Eine entsprechende Beurteilung ist nur mit exakten Blutspiegelmessungen möglich.

Beck: Es wurden parallel Plasmakonzentrationsmessungen von Doxepin und Desmethyldoxepin durchgeführt. Wir fanden unter der parenteralen Gabe trotz geringerer Dosierung signifikant höhere Konzentrationen.

Hand: Könnte der postulierte zusätzliche „Placeboeffekt" einer parenteralen im Vergleich zur oralen Medikation nicht alleine durch eine stärkere ärztliche Zuwendung und intensivere und längere Kontaktdauer mit dem Pflegepersonal bei der parenteralen Therapie zustandekommen? - Die üblichen Dosierungsrichtlinien für Antidepressiva sind überwiegend nicht gesichert durch Plasmaspiegel-Wirkungs-Korrelationen oder durch Untersuchungen zur Abhängigkeit der Blut-Hirnschranken-Passage, z. B. vom Plasmaspiegel. Unter diesen Voraussetzungen sind wir noch weit entfernt von wissenschaftlich gesicherten Dosierungsempfehlungen für den individuellen Patienten. - Sofern es keine stoffbedingten Unterschiede zwischen der parenteralen und der oralen Medikation gibt, worin sehen Sie dann den psychologischen Vorteil? Wenn die ärztlich-pflegerische Zuwendung der entscheidende Vorteil der parenteralen Medikation ist, warum wird diese dem Patienten dann nicht ohne das Tropfritual gewährt?

Gerhardt: In meiner Praxis beobachte ich häufig noch einen weiteren Vorteil der Infusionstherapie. Wir müssen uns oft mit dem Problem auseinandersetzen, daß das direkte soziale Umfeld des Patienten die Depression ihres Angehörigen nicht als Krankheit akzeptiert. Neben der Alternative, den Patienten in die Klinik einzuweisen, hat sich in einer solchen Situation die Infusion als Mittel der Wahl bewährt. Einerseits stellt man damit eine 100%ige Compliance sicher, und andererseits signalisiert dieses Vorgehen auch den Verwandten, daß es sich hier um eine sehr ernstzunehmende Erkrankung handelt. Diesen Effekt kann ich mit einer ausschließlich oralen Behandlung nicht erzielen. – Auch aus meiner Erfahrung als niedergelassener Arzt kann ich bestätigen, daß gerade in den ersten Tagen die Wirksamkeit einer Infusionsbehandlung ausgeprägter ist im Vergleich zur reinen oralen Medikation. Ich glaube allerdings ebenfalls, daß dieser raschere Wirkungseintritt durch den psychologischen Effekt des Infusionssettings bedingt ist und nicht pharmakologischer Natur ist.

Schmidt: Zur Frage, bei welcher Applikationsform eine bessere Verträglichkeit vorliegt, kann ich aus dem AMÜP-System berichten, daß es bei manchen Patienten unter einer i. v. Gabe zu schweren Kollapszuständen und Schwindelzuständen gekommen ist, weshalb die Infusion abgebrochen werden mußte. Diese schwerwiegenden Nebenwirkungen wurden allerdings in der Regel nur bei den ersten Infusionen beobachtet und nicht im weiteren Verlauf, so daß ich empfehlen würde, insbesondere die ersten Infusionen besonders zu überwachen. Dazu gehört eine langsame Tropfgeschwindigkeit und ein vorsichtiges Aufstehen nach der Infusionsbehandlung.

Müller-Spahn: Ich glaube, daß es unter pharmakokinetischen Gesichtspunkten keinen wesentlichen Unterschied zwischen intravenöser und peroraler Applikation gibt. Unter einer Infusionstherapie kommt es zwar sicherlich initial zu einer rascheren Anflutung, aber unter Steady-state-Bedingungen würde ich keine pharmakokinetischen Vorteil mehr sehen. – Bezüglich der Frage des Zusammenhangs zwischen Dosis, Plasmaspiegel und klinischer Wirksamkeit kann man m. E. eindeutig sagen, daß ein therapeutisches Fenster mit einer gewissen Konsistenz nur für das Nortriptylin nachgewiesen wurde. Für Amitriptylin, Imipramin und Desipramin liegen kontroverse Untersuchungsergebnisse vor. Da bei diesen Substanzen kein linearer Zusammenhang zwischen Dosis und klinischer Wirkung festgestellt werden kann und auch die therapeutischen Fenster mit einem sehr großen Konzentrationsbereich zwischen 50–150 bzw. 350 ng/ml angegeben werden, ist alleine aus dieser Überlegung heraus eine intravenöse Applikation nicht gerechtfertigt. Entsprechende Plasmaspiegel kann man in der Regel auch mit einer oralen Medikation erzielen. Ich halte die generelle Empfehlung, intravenös nur die Hälfte der Dosierung im Vergleich zur oralen Medikation zu geben, für relativ problematisch und mit wissenschaftlichen Daten nicht ausreichend gesichert. – Entscheidend für die Festlegung einer adäquaten Dosierung ist für mich weniger der Plasmaspiegel als der klinische Effekt. Die für eine befriedigende klinische Wirkung notwendige Dosierung kann von Patient zu Patient sehr unterschiedlich sein; auch unter einer intravenösen Behandlung muß man z. T. bis zu 300 oder 400 mg z. B. Clomipramin verabreichen, um einen Effekt zu erzielen. – Zur Frage, inwieweit bei vergleichbarem therapeutischen Setting möglicherweise überhaupt kein Unterschied mehr besteht zwischen einer Infusionstherapie und einer oralen Behandlung, ist mir nur eine Untersuchung von Brückmann und Blaha bekannt, in der berichtet wurde daß bei vergleichbarem psychologischen Setting die intravenöse Therapie zu einer etwas besseren klinischen Wirkung geführt habe. Es wurde vermutet, daß die in der Regel höhere Plasmakonzentration der Muttersubstanz unter einer i. v.

Gabe zu einem besseren Effekt geführt habe, eine Hypothese, die jedoch umstritten ist. – Wenn es gelänge, in der Praxis ein der Infusionsbehandlung vergleichbares therapeutisches Setting zu etablieren und damit das gleiche Maß an Zuwendung, an Berücksichtigung familiendynamischer Aspekte und für das Krankheitskonzept des Patienten zu erzielen, dann dürfte wohl kein Unterschied mehr zwischen der Infusionstherapie und der oralen Medikation zum Tragen kommen. Viele Patienten messen den Schweregrad der Erkrankung auch an der Invasivität der Behandlungsmaßnahmen; dabei suggeriert die Infusionstherapie dem Patienten und auch dessen Familie, die der Krankheit „Depression" häufig kontrovers gegenübersteht, daß es sich hier um eine besonders schwere Erkrankung handelt. Ich halte allerdings eine Therapieempfehlung zugunsten der intravenösen Therapie allein auf dieser Basis, ohne daß man gleichzeitig auch eine Intensivierung des therapeutischen Settings unter einer oralen Applikation versucht, für nicht gerechtfertigt. Allerdings sehe ich natürlich auch die Schwierigkeiten im niedergelassenen Bereich, den Patienten unter oraler Medikation jeden Tag einzubestellen, um ein therapeutisches Gespräch mit ihm zu führen. Zusammenfassend würde ich aus pharmakokinetischen Erwägungen heraus nur bei Patienten mit abnormen pharmakokinetischen Verhältnissen, wie z. B. Anazidität oder Motilitätsstörungen, die parenterale Gabe bevorzugen.

Rüther: Auch wenn wir wissenschaftlich keinen Vorteil der Infusionstherapie gegenüber der oralen Medikation bewiesen haben, muß das nicht bedeuten, daß es unter Praxisbedingungen ebenfalls keine Vorteile gibt. Unter Praxisbedingungen ist es eben nicht möglich, unter einer oralen Behandlung Bedingungen wie unter einer Infusionstherapie zu schaffen, so daß ich unter bestimmten Voraussetzungen eine Infusionstherapie auch in der Praxis empfehlen würde. – Welche Empfehlung würden Sie aussprechen für das Umstellungsprocedere von der i. v. Gabe zur oralen Medikation? In dieser Umstellungsphase beobachten wir bei einigen Patienten erhebliche Symptomverschlechterungen. Teilweise kommt es zu einem Rezidiv. Welche Erfahrungen liegen bei Ihnen vor?

Müller-Spahn: Ihre Beobachtung einer gelegentlichen Symptomverschlechterung in der Umstellungsphase entspricht nicht vollständig meinen klinischen Eindrücken. Meiner Meinung nach ist dies, insbesondere bei einer längerfristigen vorausgegangenen i. v. Behandlung, weniger ein pharmakokinetisches als ein psychologisches Problem, da viele Patienten bei einer parenteralen Applikation eine vermehrte ärztliche Zuwendung erfahren. Ich empfehle i. allg. die Umstellung von i. v. auf p. o. Gabe im Verhältnis 1:1, wobei der weitere klinische Verlauf über Dosisänderungen entscheidet.

Merksätze für die Praxis

Vergleich der Wirksamkeit oral und parenteral applizierter Antidepressiva

1. Bei der „Erst-Behandlung" eines depressiven Syndroms ist die intravenöse Applikation des Antidepressivums im allgemeinen nicht notwendig.

2. Aus pharmakokinetischen Untersuchungen ist *kein* sicherer Beweis abzuleiten, daß die intravenöse der oralen Applikation überlegen ist. Vergleichende Untersuchungen zeigen keine Unterschiede hinsichtlich des Wirkungseintritts, der Verträglichkeit und des Remissionsgrades.

3. In Einzelfällen kann wegen Vorliegen besonderer Bedingungen die parenterale Applikation (i. v. - oder i. m.-Injektionen) indiziert sein: z. B. zur Verbesserung der Compliance; bei schweren gastrointestinalen Störungen mit Resorptionsdefiziten; bei individuell besonders hoher Metabolisierungsrate.

4. Die der intravenösen Applikationsart immer wieder zuerkannte „Überlegenheit" beruht in erster Linie auf psychologisch-psychodynamisch wirksamen Faktoren.

Antidepressiva-Behandlung und Verkehrssicherheit

W. Spann

Lange vor der explosionsartigen Entwicklung des motorisierten Straßenverkehrs wurde die Bedeutung der menschlichen Leistungsfähigkeit für die Verkehrssicherheit erkannt. Gleiches gilt für die Mitwirkung des Arztes bei der Beurteilung der psychophysischen Leistung. Von seltenen Ausnahmen abgesehen, erlangte das Problem erstmals bei den zuständigen Behörden des Eisenbahnverkehrs für den Lokomotivführer praktische Bedeutung. Seit langem kennen wir die Institution des Bahnarztes. Bei der Entwicklung der Luftfahrt zeigte sich rasch die Notwendigkeit der Überprüfung der psychophysischen Leistungsfähigkeit des Führers eines Luftfahrzeuges. Beim motorisierten Straßenverkehr kam es in unserem Lande frühzeitig zu einer ärztlichen Überwachung für berufsmäßige Fahrer, vor allem für Omnibusse und Lastkraftwagen.

Heute wissen wir, daß das technische Versagen im Vergleich zum menschlichen Versagen als Unfallursache verschwindend gering, statistisch gesehen praktisch vernachlässigbar ist. Menschliches Versagen im Straßenverkehr kann verschiedene Ursachen haben. Als solche kommen in Betracht: Unachtsamkeit und Fehlbeurteilung, partieller oder vollständiger Funktionsausfall und Charaktermängel. Charakterlich bedingtes Fehlverhalten kann im Straßenverkehr nur durch polizeiliche Maßnahmen bekämpft werden, die ein möglichst hohes Risiko, dabei ertappt und deutlich fühlbar zur Rechenschaft gezogen zu werden, zum Ziele haben müssen (siehe USA). Sowohl bei Lokomotivführern als auch bei Berufskraftfahrern, insbesondere bei Flugzeugführern, war und ist die ärztliche Untersuchung vor Erteilung der Fahrerlaubnis obligatorisch. Ebenso deren Wiederholung in regelmäßigen Abständen. Anders bei der großen Masse der übrigen Kraftfahrer. Hier ist nur der Sehtest vor der Erteilung der Fahrerlaubnis vorgeschrieben, jedoch ohne daß ein Zwang zur Wiederholung auch während eines langen Lebens bestünde.

Erst etwa Ende der 20er, Anfang der 30er Jahre stellte sich die Frage der exogenen temporären Beeinflussung der Fahrtauglichkeit, allerdings bezog sich diese Fragestellung zunächst nur auf die Beeinflussung der Fahrtauglichkeit durch Alkohol. Nach dem 2. Weltkrieg, etwa Ende der 50er Jahre, begann das Problem der Beeinträchtigung durch Medikamente langsam relevant zu werden.

Die Mitwirkung des Arztes bei der Beurteilung der Fahrtauglichkeit kann sich in einem bestimmten Falle gezielt und speziell stellen oder aber im Rahmen einer ärztlichen Behandlung aktuell werden. In beiden Fällen kann die Beurteilung sowohl ex ante, also prospektiv, als auch ex post, also retrospektiv, notwendig werden. Die Ärzteschaft muß sich bewußt werden, daß der einzelne Arzt heute in der täglichen Praxis jeden Tag Verkehrsmedizin betreibt, d. h. verkehrsmedizinisch relevante Entscheidungen trifft, vielfach nebenbei, ohne daß ihm dies bewußt wird. In der Psychiatrie kommt ebenso wie auch sonst in der kurativen Medizin im Gegensatz zur Rechtsmedizin der prospektiven Beurteilung die weitaus größere Bedeutung zu.

In der täglichen Praxis geht es darum, sowohl im Interesse des Patienten, aber auch zum Schutze des Arztes Überlegungen in zwei Richtungen anzustellen:

1. ist zu prüfen, ob die Grunderkrankung, z. B. eine Depression, die Fähigkeit zur sicheren Führung eines Kraftfahrzeuges im Straßenverkehr einschränkt und
2. ob die therapeutischen Maßnahmen, insbesondere die Verordnung von Medikamenten, geeignet sind, die Fahrtauglichkeit zu beeinträchtigen.

Ad 1: Kommt der Arzt zu der Auffassung, daß die diagnostizierte, evtl. auch nur vermutete Erkrankung die Tauglichkeit zum sicheren Führen eines Kraftfahrzeuges einschränken oder gar aufheben kann, so muß er in Erfüllung einer Nebenpflicht aus dem Arzt-Patienten-Vertrag den Patienten darüber aufklären. Eine Aufklärung, auf die der Patient - im Gegensatz zu anderen Aufklärungsarten, z. B. vor dem Eingriff - nicht verzichten kann. Im Falle des Vorwurfes einer Unterlassung der Aufklärung wird der Arzt sich in unserer Zeit nicht mehr darauf berufen können, daß er nicht damit gerechnet habe, daß der Patient ein Kraftfahrzeug steuert. In der Regel wird der Arzt in diesen Fällen es bei der Aufklärung als solcher belassen dürfen und keine Verpflichtung haben, nachzuprüfen, ob der Patient seinen Rat befolgt.

Ad 2: Entschließt sich der Arzt zu therapeutischen Maßnahmen gleich welcher Art - im Falle einer Depression in der Regel zu einer medikamentösen Behandlung -, so kommt er grundsätzlich für alle aus seinem Handeln resultierenden Folgen in Garantenstellung, d. h. er ist dafür verantwortlich, daß negative Folgen für den Patienten in unserem Falle aus der Medikation nicht eintreten. Diese ärztliche Verpflichtung geht streng genommen über die bloße Aufklärung hinaus, der Arzt hat dafür zu sorgen, daß ein Schaden nicht eintritt.

Die genannten Verpflichtungen resultieren neben ihren ethischen Grundlagen aus gesetzlich normierten Rechtspflichten. Die entscheidende Vorschrift findet sich in § 315c StGB ... „Wer im Straßenverkehr ein Fahrzeug führt, obwohl er infolge geistiger oder körperlicher Mängel nicht in der Lage ist das Fahrzeug sicher zu führen oder/und dadurch Leib oder Leben eines anderen oder fremde Sachen von bedeutendem Wert gefährdet, wird mit Freiheitsstrafe bis zu 5 Jahren oder mit Geldstrafe bestraft" ....

Wie bereits kurz angesprochen, stellen sich für den kurativ tätigen Arzt die Probleme in der Regel insofern anders dar, als für den Rechtsmediziner, er muß heute sowohl nach Kenntnis der Diagnose und vor allem bei der Entscheidung der Therapie neben seinen anderen ärztlichen Pflichten immer eine mögliche Beeinträchtigung der Verkehrssicherheit im Auge behalten. Der Gerichtsarzt muß in der Regel retrospektiv beurteilen, ob eine bestimmte Person zu einem bestimmten Zeitpunkt fahrtauglich gewesen ist oder nicht.

Was die prospektive Beurteilung in der kurativen Medizin anlangt, vertrete ich seit langem die Auffassung, daß nicht pauschal, sondern im Einzelfall entschieden werden muß. Bei der Höhe des Stellenwertes, den die Fahrerlaubnis für die meisten unserer Mitbürger besitzt, geht es im Falle einer Erkrankung oder nach Anwendung ärztlicher Maßnahmen nicht an, pauschal die Teilnahme am motorisierten Straßenverkehr generell zu verbieten. Der Arzt wird sich heute, noch mehr in der Zukunft, in jedem Einzelfall zu dem Problem der Verkehrstauglichkeit Gedanken machen müssen.

In diesem Zusammenhang ist zu bedenken, daß es gar nicht so selten ist, daß eine durch Erkrankung (z. B. Kopfschmerzen) beeinträchtigte Fahrsicherheit gerade durch ärztliche Maßnahmen, z. B. Verordnung eines entsprechenden Medikamentes, wieder hergestellt werden kann. Ohne Frage ist es für den

Arzt eine zusätzliche Belastung, wenn er eine weitere oft sehr schwer zu entscheidende Frage dahingehend beantworten soll, ob z. B. im Falle einer Depression, durch die die Fahrtüchtigkeit beeinträchtigt war, nach entsprechender Medikation die Teilnahme am Straßenverkehr wieder verantwortet werden kann. Möglicherweise kommt im Falle einer Depression einer positiven ärztlichen Entscheidung im Hinblick auf die Verkehrstauglichkeit ein positiver psychotherapeutischer Nebeneffekt zu.

Nur ein Wort zur Fahrtauglichkeit ganz allgemein: Fahrtauglichkeit ist ein nicht exakt normierbarer unbestimmter Rechtsbegriff. Ex ante kann in keinem Fall auch durch eine noch so eingehende ärztliche und psychologische Untersuchung die Fahrtauglichkeit auch nur für einen kurzen Zeitraum für die Zukunft positiv prognostiziert werden. Zwei von mir beobachtete Fälle, bei denen nach jeweils einer Flugtauglichkeitsuntersuchung auf dem Nachhauseweg im Kraftfahrzeug ein plötzlicher Herztod eingetreten ist, bestätigen diese Auffassung. Selbst einer negativen Prognose kommt in der Praxis nur eine gewisse Wahrscheinlichkeit im Hinblick auf die Höhe des zu erwartenden Risikos zu. Wobei bei Auffälligwerden aufgrund von Charaktermängeln Schätzungen für die Zukunft noch am sichersten sind. Andererseits kennt jeder erfahrene Verkehrsmediziner die Aussage manches Verkehrsdeliquenten, daß niemand so zuverlässig sich im Verkehr bewegen würde, wie der, dem der Führerschein entzogen wurde, weil er jedes Auffälligwerden vermeiden muß. Das Fehlen einer sicheren Prognose für die Zukunft und die Überlegung, welche unterschiedliche Qualität die Fahrtauglichkeit verschiedener Einzelpersonen aus dem Gesamtkollektiv aller Führerscheininhaber besitzt, sollte den kurativ tätigen Arzt ermutigen, mit seinen Entscheidungen nicht zu zurückhaltend zu sein. Für die Ermutigung sprechen auch unsere jahrelangen Beobachtungen, nach denen psychische Erkrankungen eher selten als Unfallursache evident werden. Selbstverständlich bin ich mir hier einer möglichen, sicher nicht sehr großen, Dunkelziffer bewußt. Dazu kommt, daß in sicher nicht wenigen Fällen, in denen eingenommene Medikamente als Unfallursache behauptet werden, diese Einlassungen Schutzbehauptungen sind.

Was nun die Antidepressiva-Behandlung speziell betrifft, gilt folgendes:
Bei den verschiedenen Gruppen von Substanzen, die bei der Therapie einer Depression Anwendung finden, handelt es sich um solche, die ihren Angriffspunkt am zentralen Nervensystem haben. Sicher werden die meisten Verkehrsmediziner die Auffassung vertreten, daß in diesen Fällen, und sei die Dosis noch so gering, die Fahrtauglichkeit nicht mehr gegeben sei. Mir persönlich scheint diese Lösung zu einfach und ärztlich im Hinblick auf die Bedeutung der Fahrerlaubnis auch nicht vertretbar. Der Arzt hat in erster Linie die Verpflichtung, die Interessen seines Patienten auch dem Staat, in diesem Falle der Öffentlichkeit gegenüber, zu vertreten. Dabei versteht es sich von selbst, daß dort wo eine relevante Erhöhung des Risikos für die allgemeine Verkehrssicherheit gegeben ist, entsprechend zu handeln ist. Bei der Abschätzung des Risikos ist zu bedenken, daß bei praktisch allen anderen Verkehrsteilnehmern noch ein gewisses Restrisiko im Hinblick auf die Verursachung eines Verkehrsunfalles gegeben ist. Wollte man - was praktisch nicht möglich ist - die Meßlatte für Kranke und Therapierte bei der Gruppe der schlechtesten Fahrer anlegen, dann dürften die meisten der ersteren noch lange fahren.

Nun noch ein Wort zur Frage der Schweigepflicht bzw. Mitteilungspflicht: Grundsätzlich unterliegt das Bestehen einer Verkehrstauglichkeit der ärztlichen Schweigepflicht gem. § 203 StGB. Nur dann, wenn der Patient selbst mehrfach auf das Bestehen einer Fahruntauglichkeit hingewiesen wurde, und dieser den Rat des Arztes nicht befolgt, kann (keineswegs muß) der Arzt im Hinblick auf die Größe der Bedrohung eines anderen Rechtsgutes, nämlich der öffentlichen Sicherheit, zu der Auffassung kommen, daß er die Behörde verständigt. Ist diese Auffassung wohlbegründet, so wäre die Offenbarung nicht unbefugt und somit nicht strafwürdig. In diesen Fällen empfiehlt es sich, Gründe und Entscheidungen zuverlässig zu dokumentieren.

Diskussion

v. Zerssen: Wie weit kann sich ein Patient, der z. B. an einer Depression leidet, darauf berufen, daß er die Aufklärung des Arztes aufgrund seiner Erkrankung - z. B. infolge von Konzentrationsstörungen - nicht verstanden hat? Ist es wirklich ausreichend, den Patienten verbal darauf hinzuweisen, daß er kein Auto fahren darf? Kann sich der Arzt auf diese Aufklärung berufen, wenn es z. B. wegen eines Autounfalls zu einer gerichtlichen Auseinandersetzung kommt?

Spann: Es liegt in der Natur der Sache, daß der Nachweis erfolgter Aufklärung erst dann relevant wird, wenn die Tatsache der Aufklärung, aus welchen Gründen auch immer, in Zweifel gezogen wird. Es ist ein in Ärztekreisen weitverbreiteter Irrtum, daß es Vorschriften darüber gäbe, in welcher Form die Aufklärung, z. B. schriftlich oder mündlich, zu erfolgen habe. Aus der Rechtsprechung ergibt sich, daß die Verpflichtung zur Aufklärung entweder zur Erlangung der Rechtmäßigkeit ärztlichen Handelns oder als Nebenpflicht aus dem Arzt-Patienten-Vertrag verlangt wird. Wie die Aufklärung erfolgt, ist dem Arzt überlassen. Grundsätzlich gibt es verschiedene Möglichkeiten der Absicherung des Arztes. So kann er z. B. einen Vermerk in der Karteikarte bzw. im Krankenblatt anbringen (allerdings zeitgerecht und nicht später nachtragen). Besteht kein Zweifel am zeitgerechten Eintrag, so ist dies ein wichtiges Beweismittel. Zur Beweissicherung kann die Aufklärung vor einem oder mehreren Zeugen vorgenommen werden, schließlich kann sich der Arzt die Tatsache der erfolgten Aufklärung schriftlich bestätigen lassen. Im letzteren Falle muß allerdings mit dem Einwand gerechnet werden, daß die Aufklärung zwar erfolgt, jedoch nicht vollständig gewesen ist. Der Arzt ist deshalb in einer schwierigen Lage, weil er in jedem Falle im Interesse seiner Absicherung die stattgefundene Aufklärung hinreichend dokumentieren muß, obwohl dieser Nachweis nur äußerst selten erforderlich wird. Beruft sich der Patient nach einem Verkehrsunfall auf das Handeln gemäß ärztlichen Ratschlages, so muß der Arzt u. U. vor Gericht erscheinen und nach Entbindung von der Schweigepflicht dazu Stellung nehmen, welche Diagnose gestellt wurde und welche therapeutischen Maßnahmen eingeleitet wurden. - Schließlich hat er Ausführungen darüber zu machen, was dem Patienten im Hinblick auf seine Fahrtauglichkeit mitgeteilt und geraten wurde. Hat er dem Patienten erklärt, daß dieser sich bei Einhaltung der Therapievorschriften am Straßenverkehr beteiligen darf, wird er seine Überlegungen begründen müssen. Hinsichtlich der Begründung verweise ich auf den letzten Teil meiner Ausführungen.

Matussek: Wenn ein depressiver Patient schwer suizidgefährdet ist, muß ich ihm das Autofahren verbieten. Würden Sie mir in einem solchen Fall empfehlen, die Aufklärung vom Patienten schriftlich bestätigen zu lassen?

Spann: Form und Dokumentation der Aufklärung sind immer vom Arzt persönlich zu entscheiden. Ob es aus psychologischen Gründen günstig ist, den Patienten die Aufklärung schriftlich bestätigen zu lassen, ist von Fall zu Fall zu entscheiden. Wichtig ist es, nicht nur die vom Patienten mitgeteilte Entscheidung zu dokumentieren, sondern vor allem die Überlegungen, die zur Entscheidung geführt haben, stichwortartig festzuhalten.

Wolfersdorf: Ich schließe mich der Empfehlung von Herrn Matussek an. Als Kliniker hat man oft das Gefühl, sozusagen mit einem Bein im Gefängnis zu stehen, wenn man einen Patienten, der wegen einer schweren Depression in stationärer Behandlung ist, am Wochenende zu seiner Familie zurückfahren läßt. Viele Patienten empfinden es subjektiv als eine sehr starke Diskriminierung, wenn man ihnen - vor allem in Gegenwart anderer - den Autoschlüssel abnimmt. Deswegen hat mich Ihre Ausführung, daß der Arzt für den Patienten und nicht für die Verkehrssicherheit verantwortlich ist, etwas beruhigt. Im Gegensatz dazu müßte man jedoch nach den Empfehlungen des Bundesministeriums, Krankheit und Kraftverkehr, Hrsg. Bundesministerium für Verkehr, Bonn, April 1985 (Schriftenreihe, Heft 67, 1985) jedem Depressiven den Autoschlüssel abnehmen und dürfte ihn auch nicht mehr aus der Praxis nach Hause fahren lassen, sobald er ein Antidepressivum erhält. - Gibt es Untersuchungen, die zeigen, daß sich die Reaktionsfähigkeit im Verkehr unter einer Antidepressiva-Medikation bessert?

Spann: Zunächst: Ich überblicke seit Jahrzehnten die Zahl der Kliniker, die aufgrund ihrer beruflichen Tätigkeit auch nur mit einem Bein ins Gefängnis gekommen sein sollen, sie ist praktisch gleich Null. Das Risiko des Arztes, wegen einer beruflichen Fehlhandlung gerichtlich in Anspruch genommen zu werden, ist größer als bei anderen Berufsarten. Dies ist dadurch bedingt, daß es beim ärztlichen Handeln immer um die höchsten menschlichen Güter, Leben und Gesundheit, geht. - Bei einem depressiven Patienten kann man davon ausgehen, daß seine psychophysische Leistungsfähigkeit bei adäquater Therapie verbessert wird. Wie schon ausgeführt, liegt das Problem darin, daß 1. die Qualität der Fahrleistung im breiten Spektrum des Kollektivs der Kraftfahrer eine enorme Schwankung aufweist, und 2. auch der körperlich und geistig gesunde Mensch zu verschiedenen Zeiten - außerhalb von Versuchsbedingungen - auch ohne exogene Einflüsse unterschiedliche Leistungen erbringt. - Die prospektive Abschätzung der Fahrtauglichkeit unter einer Antidepressiva-Therapie ist sicher erheblich schwieriger zu Beginn der Behandlung, wenn Nebenwirkungen, z. B. Sedierung oder Konzentrationsstörungen, auftreten und der antidepressive Effekt noch nicht voll erreicht ist. Wenn der Patient jedoch unter einer antidepressiven Dauertherapie symptomfrei ist, dürfte die Fahrtauglichkeit in der Regel bei konstanter Medikation auch über Wochen und Monate nicht bzw. nicht relevant eingeschränkt sein. - Ich sehe allerdings eine wichtige Aufgabe der Psychiatrie, sich diesem Problem intensiver zu widmen und wissenschaftliche Untersuchungen zur Beeinflussung der Verkehrstauglichkeit durch Antidepressiva oder Psychopharmaka allgemein durchzuführen.

Rüther: Ich bin mir noch nicht sicher, welche Vorgehensweise wir dem niedergelassenen Arzt empfehlen sollen, die von der rechtlichen Seite her abgesichert ist. Bei meinen Patienten gehe ich so vor, daß sie - solange sie stationär behandelt werden - nicht Auto fahren dürfen. Wenn der Patient entlassen und dann ambulant weiterbehandelt wird, empfehle ich ihm, zuerst einmal mit einem Bekannten als Beifahrer Auto zu fahren und sich sehr genau zu prüfen, ob er unter der medikamentösen Therapie fahrtauglich ist. Wie würden Sie diese Vorgehensweise beurteilen?

Spann: Ich will noch einmal betonen, daß die Fahrtauglichkeit nicht prognostizierbar ist. Aus diesem Grund halte ich Ihre Vorgehensweise für ein geeignetes Mittel, den Patienten an die subjektive Selbstprüfung heranzuführen, seine Fahrtauglichkeit zu beurteilen. Es obliegt allerdings Ihrer Entscheidung als Arzt, ob Sie den Patienten für so verantwortungsbewußt halten, daß er sich kritisch würdigt. - In diesem Zusammenhang ist es heute wichtig, daß der Arzt immer an die

Möglichkeit der Beeinträchtigung der Fahrtauglichkeit denkt und nachvollziehbare Überlegungen in dieser Richtung anstellt. Hat er sich bei der Prognose im Hinblick auf die Fahrtauglichkeit geirrt, so liegt eine Fehldiagnose vor, wie nicht selten auch in anderen Bereichen der Medizin, die nur dann vorwerfbar ist, wenn sie schuldhaft, in der Regel fahrlässig, zustande kam. Kommt es zu einem Unfall, so wäre als erstes zu klären, ob zwischen dem ärztlichen Tun bzw. Nichttun ein ursächlicher Zusammenhang besteht. Läßt sich dieser nicht mit der erforderlichen Sicherheit erweisen, so entfallen weitere Überlegungen in Richtung einer Vorwerfbarkeit.

Hand: Ist Ihnen bekannt, aufgrund welcher konkreter Daten der letzte deutsche Verkehrsrichtertag in Goslar die Öffentlichkeit so massiv gewarnt hat, daß die Einnahme von Psychopharmaka einen erheblichen Risikofaktor im Straßenverkehr darstellt? - Handelt es sich dabei möglicherweise um ärztlicherseits mitverschuldete Unfälle? Wo liegen die Grenzen der ärztlichen Mitverantwortung bei Selbst- oder Fremdgefährdung durch Nebenwirkungen der verordneten Therapie? In diesem Zusammenhang stellt sich mir die Frage, ob es juristisch zulässig ist, den Patienten zu überreden, seinen Führerschein freiwillig bei einer Person seines Vertrauens zu deponieren und - bis die antidepressive Wirkung eingetreten ist bzw. die initiale Nebenwirkungsphase überschritten ist - nicht mehr zu fahren.

Spann: Wenn Sie zur Auffassung gekommen sind, daß die Verkehrstauglichkeit des Patienten beeinträchtigt ist, dann müssen Sie - wie von Ihnen geschildert - im Interesse des Patienten handeln. Sehr häufig handelt es sich jedoch um Grenzfälle. Die Meinung des Verkehrsrichtertages in Goslar, die Öffentlichkeit pauschal vor der Einnahme zu warnen, ist im Interesse der allgemeinen Verkehrssicherheit sicher richtig. Diese Auffassung darf jedoch in Fachkreisen bei der enormen Bedeutung des Führerscheins für den einzelnen Mitbürger, in ihrer allgemeinen Fassung zumindest nicht pauschal übernommen werden. So macht es für eine prospektiv abzuschätzende Beurteilung einen enormen Unterschied, ob von dem Kollektiv ausgegangen wird, das Psychopharmaka in therapeutischer Dosis nach ärztlicher Vorschrift einnimmt, oder dem Kollektiv, das unkritisch ohne ärztliche Anweisung Psychopharmaka vielfach in hoher und höchster Überdosierung zu sich nimmt. - Im Vergleich zu Alkohol spielt die Psychopharmaka-Einnahme als Ursache für verkehrswidriges Verhalten statistisch überhaupt keine Rolle. Hier muß allerdings einschränkend eingeräumt werden, daß Psychopharmaka als Unfallursache schwer erfaßbar sind. Wer lange praktische verkehrsmedizinische Erfahrung vor Gericht hat, der weiß, daß als Unfallursache nicht die Beeinträchtigung der Sinnesleistungen im Vordergrund steht, sondern die Enthemmung meist nach Alkohol sowie charakteriologische Defizite, wie z. B. nicht angepaßte Geschwindigkeit und die Entscheidung zum Überholen, ohne ausreichende Sicherheit.

Müller-Spahn: Bezüglich der Fahrtüchtigkeit unter einer Langzeitbehandlung mit Antidepressiva sehe ich ein Problem nur in Zusammenhang mit einer Dosissteigerung oder auch bei gleichzeitiger Alkoholzufuhr. Ein viel größeres Problem im Hinblick auf die Verkehrstauglichkeit ist die intermittierende Einnahme von Schlafmitteln, z. B. Benzodiazepin-Hypnotika. Nach meinem Dafürhalten ist mit Sicherheit die Fahrlässigkeit hier wesentlich mehr beeinträchtigt, als wenn der Patient über Wochen oder Monate Antidepressiva einnimmt. Das gleiche gilt, wenn zusätzlich Grippemittel, die Sedativa enthalten, eingenommen werden. Ich selbst bin dazu übergegangen, prinzipiell bei allen Patienten die Aufklärung über die Fahrfähigkeit - möglichst in Anwesenheit der Sekretärin - in die Krankengeschichte zu diktieren. - Wie ist die Fahrfähigkeit bei Patienten zu beurteilen, die unter Pflegschaftsbeschluß stehen?

Spann: Die Tatsache der Pflegschaft allein verpflichtet keineswegs, den Führerschein abzugeben.

Hippius: Patienten, deren Fahrtauglichkeit unter einer langfristigen dosiskonstanten Antidepressiva-Therapie nicht beeinträchtigt ist, müssen unbedingt darüber informiert werden, daß sie durch die Antidepressiva-Behandlung eine erhöhte Empfindlichkeit gegenüber selbst geringen Alkoholmengen haben!

v. Zerssen: Ich möchte diese Empfehlung noch einmal unterstreichen und jedem Arzt raten, grundsätzlich - auch wenn die Gefahr einer verminderten Fahrtauglichkeit für gering erachtet wird - eine entsprechende Aufklärung durchzuführen und diese Vorgehensweise zu einem routinemäßigen Procedere zu entwickeln.

Linden: Der Behandlungserfolg einer Antidepressiva-Therapie bei depressiven Patienten hängt entscheidend von seiner Compliance ab. Die Aufklärung über die Einschränkung der Fahrtauglichkeit könnte bei vielen Patienten dazu führen, daß sie die verordneten Medikamente nicht einnehmen. Welche Rechtsbedeutsamkeit hat dieses Argument im Vergleich zur Gefährdungsüberlegung in einer Güterabwägung?

Spann: Ist es in der Tat zu einem Unfallereignis nach Zustimmung des Arztes zur Teilnahme am motorisierten Straßenverkehr gekommen, so muß der Arzt als Sachverständiger dem Gericht dartun, daß er unter Berücksichtigung seiner therapeutischen Entscheidung dem Patienten nicht von der Teilnahme am öffentlichen motorisierten Straßenverkehr abgeraten habe. Ferner muß erklärt werden, daß die Prognose unter Einbeziehung von Überlegungen im Hinblick auf die Sicherheit im öffentlichen Verkehr zustande kam.

Fichter: Gibt es Untersuchungen darüber, ob Patienten, die unter Psychopharmaka stehen, häufiger Unfälle verursachen?

Spann: Diese Frage ist nach der Unfallursachenstatistik der Polizei, in der die Unfallursachen nur nach wenigen Kategorien geordnet werden, nicht zu beantworten. Entsprechende Untersuchungen sind auch aus Gründen des Datenschutzes nicht durchführbar. In diesem Zusammenhang haben wir von Juli 1987 bis Juli 1988, also über 1 Jahr, insgesamt 2374 Urinproben, wie sie zufällig angefallen sind, auf Fremdsubstanzen untersucht. Dabei fanden sich in 14,6% Benzodiazepine, 10,5% Haschisch, 5,2% Opiate, 4,7% Barbiturate, 2,2% Amphetamine, 1,2% Kokain.

Merksätze für die Praxis

ANTIDEPRESSIVA-BEHANDLUNG
UND VERKEHRSSICHERHEIT

1. Fahrtauglichkeit ist ein nicht exakt normierbarer, unbestimmter Rechtsbegriff.

2. Das Bestehen einer Verkehrsuntauglichkeit unterliegt der ärztlichen Schweigepflicht gem. § 203 StGB.

3. Kommt der Arzt zu der Auffassung, daß entweder die Grunderkrankung oder die therapeutische Maßnahme die Fahrtauglichkeit beeinflussen, *muß* er den Patienten darüber aufklären.

4. Bei der Höhe des Stellenwertes, den die Fahrerlaubnis für die meisten unserer Mitbürger besitzt, geht es im Falle einer Erkrankung oder nach Anwendung ärztlicher Maßnahmen nicht an, *pauschal* die Teilnahme am motorisierten Straßenverkehr generell zu verbieten.

5. Wenn der Patient selbst mehrfach auf das Bestehen der Fahruntauglichkeit hingewiesen wurde und er den Rat des Arztes nicht befolgte, *kann* der Arzt im Hinblick auf die Bedrohung eines anderen Rechtsgutes die Behörden verständigen.

6. Der Patient sollte immer auf eine erhöhte Gefährdung bei gleichzeitigem Alkoholgenuß hingewiesen werden.

7. Zur Dokumentation der Aufklärung kann ein Vermerk in der Karteikarte bzw. im Krankenblatt dienen, die Aufklärung kann vor Zeugen vorgenommen werden, und schließlich ist es möglich, die Aufklärung vom Patienten schriftlich bestätigen zu lassen.

Das ärztliche Gespräch mit depressiven Patienten

G. Gerhardt

Mit den nachfolgenden praxisbezogenen Gedanken soll versucht werden, das Problem der „kleinen Psychotherapie" in der Praxis des Allgemeinarztes bzw. praktischen Arztes näher zu beleuchten.

Der Begriff „kleine Psychotherapie" sollte eigentlich nicht mehr verwendet werden, da er doch zu Mißverständnissen gerade bei Nicht-Psychotherapeuten führt. Letztlich stellt der ärztliche Umgang mit dem Patienten sehr wohl eine Psychotherapie dar, obwohl er es im engeren Sinne nicht ist.

Gerade bei dem depressiven Patienten hat der Hausarzt die Chance, psychische Veränderungen bereits im Vorfeld der ausgeprägten Symptomatik zu erkennen bzw. sie werden ihm von den Angehörigen des Patienten oftmals frühzeitig geschildert. Auch die sich manchmal als schwierig herausstellende Vertrauensbildung muß von dem hausärztlich tätigen Arzt nicht erst erbracht werden, da er seine Patienten meist seit Jahren kennt und sich so das notwendige Vertrauen bereits erworben hat. Somit stellt sich gerade der dem depressiven Patienten seit geraumer Zeit bekannte Arzt als der ideale Therapeut dar, wenn er sich an gewisse Grundregeln und Empfehlungen für die Praxis hält. Mit den nachfolgenden Ausführungen soll in komprimierter Form versucht werden auf einige Fehler, die sich häufig einschleichen, aufmerksam zu machen.

Zunächst einmal ist es wichtig, dem Patienten die Depression als Krankheit begreiflich zu machen. Da die Depression leider nicht im Röntgenbild bzw. im EKG o. ä. dargestellt werden kann, also kein greifbares organisches Korrelat gefunden wird, können viele Patienten die Depression nicht als Krankheit akzeptieren bzw. werden sie auch in ihrem persönlichen Umfeld oft mißverstanden bzw. sogar abqualifiziert. „Ein gebrochener Arm mit einem Gipsverband wäre mir lieber", solche und ähnliche Sätze hört man dann in diesem Zusammenhang häufig, was nichts anderes bedeutet, als daß die Depression noch nicht zu den von der Gesellschaft anerkannten Krankheiten gehört und die Patienten bzw. deren Angehörige noch erhebliche Probleme haben im Abgeben von Erklärungen über das Krankheitsbild. Gerade deshalb ist es für viele Patienten wichtig, vom Arzt eine beruhigende, aber auch ausführliche und sachliche Information über das Krankheitsbild zu bekommen. Auch sollten die unmittelbaren Kontaktpersonen des depressiv Kranken mit in diese Information einbezogen werden, damit sie einerseits über das Krankheitsbild informiert sind, aber auch andererseits nicht die therapeutischen Bemühungen des Arztes zuhause wieder zunichte machen. Patienten und Angehörige müssen über die Krankheit, die Prognose und die Möglichkeiten der Behandlung im Krankheitsverlauf informiert werden.

Nach der Diagnosestellung, die z. B. erfolgen kann mit der Hamilton-Angst- bzw. Depressions-Skala oder mit den sog. Kielholz-Fragen (hier vor allem wichtig die zwei Schlüsselfragen, die sich damit beschäftigen, ob sich der Patient noch über irgend etwas freuen kann bzw. ob es ihm genauso leicht falle wie früher, Entscheidungen zu treffen), ist es wichtig, mit dem depressiven Patienten ein ausführliches Gespräch zu führen. Dieses Gespräch darf nicht unter Zeitdruck stehen,

vor allem darf der depressive Patient nicht zur Eile gemahnt werden.
In unserer apparateorientierten Medizin ist das ärztliche Gespräch bzw. das Zuhören leider oft etwas in den Hintergrund getreten. Neben dem Zuhören sollte es dem Arzt gelingen, den Patienten, so wie er ist, zu akzeptieren und ihn als ganzen kranken Menschen annehmen in einer ihm freundlich-zugewandten Art und Weise. Nur so kann der depressive Patient im Gespräch erleben, daß er von seinem ärztlichen Gegenüber angenommen wird. Oft gelingt es dem Therapeuten im ersten Gespräch nicht, etwas über die aktuelle Krankheit und die Beschwerden zu erfahren, so daß der Arzt flexibel sein sollte, d. h. diese Fragen auf einen späteren Zeitpunkt verschiebt und den Patienten zunächst einmal bittet, seinen bisherigen Lebenslauf zu schildern. Auf keinen Fall darf das Gespräch zu einer Qual für den Patienten bzw. für den Arzt werden. Mit viel Fingerspitzengefühl (ärztliche Kunst!) sollte ein Wechselspiel zwischen Fragenstellen und spontanem Reden erreicht werden. Aber hier spielt auch die persönliche Einstellung des Arztes gegenüber dem Patienten eine der wichtigsten Rollen überhaupt, nämlich die individuelle Leidenssituation vorbehaltlos zu akzeptieren. Diese Aufgabe stellt für den hausärztlich tätigen Arzt ein vielleicht geringeres Problem dar als für den Therapeuten, der den Patienten zum ersten Mal sieht bzw. erlebt. Der Hausarzt kennt die Lebens- bzw. Leidenssituation seines Patienten bereits seit Jahren, und es ist ihm oftmals ein Leichtes zu verstehen, warum der Patient mit einer Depression auf bestimmte Lebenseinflüsse antwortet. Selbst wenn diese Einflüsse nicht vorhanden sind, fällt es ihm leichter, ein Gespräch mit dem Patienten zu führen, da er an eine Menge Basiswissen aus dem Umfeld des Patienten anknüpfen kann. Diese bereits als Chance des Hausarztes erwähnte Möglichkeit sollte dieser erkennen, aber dann auch nutzen.

Auf Fehler, die immer wieder gemacht werden, wird hier nur kurz eingegangen, da sie in der entsprechenden Literatur nachzulesen sind:

1. Der Depressive sollte nicht aufgefordert werden, sich zusammenzureißen (cave: Suizidgefahr wegen möglicher Verstärkung der Verzweiflung des Patienten).
2. Der Depressive sollte nicht animiert werden sich aufzuheitern bzw. zu zerstreuen.
3. Dem Depressiven sollte nicht versucht werden einzureden, daß es ihm im Grunde doch gut gehe.
4. Der Depressive sollte nicht in Urlaub geschickt werden.
5. Der Depressive sollte nicht in Kur geschickt werden.
6. Dem Depressiven sollten mögliche Wahnideen nicht versucht werden auszureden.
7. Der Depressive sollte während seiner Erkrankung keine wichtigen Entscheidungen treffen müssen.
8. Der Depressive sollte während seiner Erkrankung nicht zu beruflichen Änderungen gedrängt werden.

In weiteren Gesprächsrunden sollten mit dem Patienten weitere Schritte besprochen werden, die nachfolgend in sechs therapeutischen Zielen formuliert werden:

1. Der Arzt teilt dem Patienten seine diagnostischen Überlegungen mit und versichert ihm nochmals, daß seine depressive Phase überwunden werden kann.
2. Dem Patienten werden Behandlungsmöglichkeiten aufgezeigt, und es wird zusammen mit ihm ein sog. Therapieplan erstellt. Dazu gehören auch Informationen über mögliche Nebenwirkungen von z. B. Antidepressiva und über den zeitlichen (verzögerten) Wirkungseintritt.
3. Um nicht Gefahr zu laufen, die Therapieziele zu weit abzustecken, sollte zunächst einmal ein erstes Therapieziel angegangen werden. Dazu muß mit dem Patienten gemeinsam herausgefunden werden, welches

Symptom ihn derzeit am meisten bedrängt. Dieser Beschwerdekomplex sollte dann gezielt angegangen werden, wobei es durchaus sein kann, daß hier die alleinige Gabe von Antidepressiva nicht ausreicht, da dem Patienten die relativ lange Latenzzeit nicht zugemutet werden kann. Auch die Gabe von z. B. Neuroleptika oder Benzodiazepinen kann hier erforderlich werden, sie muß eben nur auch mit dem Patienten in voller Konsequenz besprochen werden.

4. Nach dem unter 3. Besprochenem fügt sich nahtlos das zweite Therapieziel ein, nämlich die Behandlung des Gesamtkrankheitsbildes Depression.
5. Auf jeden Fall ist mit dem Patienten das Problem der Suizidalität anzusprechen. Sicherlich ist dies der schwierigste Teil des Gespräches, aber er muß angesprochen werden, da anschließend entschieden werden muß, ob der Patient weiterhin ambulant behandelt werden kann oder aus der Sicht des Allgemeinarztes bzw. praktischen Arztes eine Überweisung zum Psychiater erfolgen bzw. der Patient in eine entsprechende Klinik eingewiesen werden muß.
6. Wie bereits erwähnt, sollte mit dem Einverständnis des Patienten das persönliche Umfeld, d. h. in den meisten Fällen die Familie, mit einbezogen werden in den diagnostischen bzw. therapeutischen Prozeß des Krankheitsbildes Depression. Geschieht dies nicht, so passiert es immer wieder, daß Angehörige durch Nichtbeachten der weiter oben bereits aufgeführten falschen Ratschläge, die Therapie des Arztes zunichte machen.

Bei Beachtung dieser genannten Grundregeln und Empfehlungen für die Praxis sollte es auch gerade dem Allgemeinarzt/praktischen Arzt/Internisten möglich sein, depressives Kranksein nicht zum unabänderlichen Schicksal werden zu lassen.

Diskussion

Rüther: Als erste wesentliche Empfehlung zum Umgang mit depressiven Patienten sollten wir festhalten, daß es unumgänglich ist, mit dem Depressiven ein eingehendes Gespräch zu führen und ihm nicht nur ein Medikament zu verordnen.

Linden: Nach dem EBM wird zwischen Beratung im Sinne der allgemeinen Patientenführung (EBM 1-13), der Behandlung eines psychopathologisch definierten Krankheitsbildes durch syndrombezogene verbale Intervention (EBM 825), der verbalen Intervention bei psychosomatischen Krankheitszuständen unter systematischer Nutzung der Arzt-Patienten-Interaktion (EBM 851) und den Richtlinienpsychotherapien (EBM 860-886) unterschieden. Man muß diese verschiedenen Formen unterschiedlich intensiven und unterschiedlich strukturierten Eingehens auf den Patienten sorgfältig unterscheiden. Es werden auch immer andere Qualifikationen vom jeweiligen Arzt verlangt, und es ergeben sich auch jedesmal unterschiedliche Indikationen. Eine Beratung und Patientenführung ist bei jedem Patienten erforderlich. Gezielte verbale Interventionen sind vor allem dem Facharzt vorbehalten, z. B. bei der Behandlung akuter depressiver Episoden. Die Behandlung unter systematischer Nutzung der Arzt-Patient-Interaktion setzt eine allgemeine psychotherapeutische Ausbildung voraus und ist vor allem bei begrenzten Konflikt- und Anpassungsstörungen indiziert, während die sog. Richtlinienpsychotherapien schließlich Behandlungsverfahren auf speziellen Antrag bei vielfältigen psychischen Erkrankungen sind.

Wolfersdorf: Inhalte eines hilfreichen ärztlichen Gespräches bei depressiven Patienten sollten Strukturelemente wie Regelmäßigkeit der Beziehung, ausreichende Zeit, Gestaltung des Raumes und bestimmte Einstellungen wie Empathie, Akzeptanz, Vermittlung von stellvertretender Hoffnung, Aufgreifen von nichtdepressiven Äußerungen, Bemerkungen, Handlungs- und Verhaltensweisen, Anleitung zu Aktivitäten, Tagesstruktur etc. sein.

Hand: Ich möchte noch einmal darauf hinweisen, daß zur Behandlung eines depressiven Syndroms eine entsprechende diagnostische Differenzierung vorgenommen werden muß, z. B. zwischen Depressionen, die das Resultat von traumatischen Ereignissen sind und chronifizierten Depressionen ohne erkennbare Ereignisabhängigkeit. Es gibt nicht *die* Behandlung der Depression, und es ist m. E. die größte Schwäche der Depressionsforschung, daß bis heute keine Übereinstimmung hinsichtlich der Operationalisierung von Untergruppen und der für diese spezifischen Behandlungsformen besteht.

Rüther: Trotzdem sollten wir dem praktischen Arzt Empfehlungen anbieten, vor allem auch Kriterien an die Hand geben, wann er zum Facharzt und wann er in eine Klinik einweisen muß. Einig sind wir uns sicher darin, daß die Basis für jegliche Therapieüberlegung ein erstes intensives Gespräch sein muß.

Merksätze für die Praxis

Das ärztliche Gespräch mit depressiven Patienten

1. Für jeden depressiven Patienten ist der Hausarzt der beste „Erst-Ansprechpartner".
   Eine zu eilfertige „Weiterüberweisung" des Patienten an den psychiatrischen Facharzt sollte der Hausarzt vermeiden. Falls die Überweisung an den Facharzt notwendig ist, muß diese Entscheidung vom Hausarzt zusammen mit dem Patienten getroffen und möglichst von beiden getragen werden.

2. Über das Krankheitsbild müssen die Patienten - und wenn möglich auch die Angehörigen - vom Hausarzt ausführlich und sachlich, zugleich immer aber auch beruhigend informiert werden.

3. Wenn es möglich ist, sollten immer Angehörige und Bezugspersonen in die Therapie einbezogen werden.

4. Depressive Patienten sollten möglichst in ihrem gewohnten Umfeld bleiben und nicht zum Ortswechsel (z. B. zu „Kuraufenthalten") motiviert werden.

5. In den ersten Gesprächen mit dem Patienten darf der Arzt das Therapieziel nicht zu weit stecken, weil sonst - zumindest *zeitlich* nicht erfüllbare - Hoffnungen enttäuscht werden. Dem Patienten muß vermittelt werden, daß die Therapie in „kleinen Schritten" zum Erfolg führen wird (z. B. erstes Therapie-Ziel: Verbesserung des Nachtschlafs durch die Antidepressiva)

6. Vor der Anwendung von Antidepressiva muß der Patient über deren Nebenwirkungen informiert werden.

7. Am Beginn der Behandlung depressiver Patienten muß immer das Suizidrisiko abgeklärt werden. Das Thema der Suizidalität muß mit jedem depressiven Patienten auführlich und offen besprochen werden.

8. Die Behandlung von depressiven Patienten darf nie auf das Verordnen und Verabreichen von Medikamenten reduziert werden.

Antidepressiva sind bei der Behandlung von depressiven Patienten nur dann voll wirksam, wenn sie den Stellenwert *einer* Komponente im Rahmen eines „Gesamtbehandlungsplans“ haben. Im „Gesamtbehandlungsplan“ muß das ärztliche Gespräch hohe Priorität haben.

9. Wenn beim Erstgespräch oder im Verlauf der Behandlung eines depressiven Patienten unerwartete Probleme auftauchen (Unklarheiten in der Diagnostik; Suizidalität) ist die Zuziehung eines Facharztes (Nervenarzt, Psychiater) dringend zu empfehlen.

Möglichkeiten und Grenzen für die Behandlung psychosomatischer Erkrankungen in der Allgemeinpraxis

D. v. Zerssen

Einleitung

Das hier abgehandelte Thema soll eingegrenzt werden auf gezielte psychologische Behandlungsmaßnahmen bei körperlichen Erkrankungen, die der Kassenarzt innerhalb eines Gesamtbehandlungsplans - in Ergänzung zur somatischen Therapie der Erkrankung und ggf. zu einer psychopharmakologischen Therapie mit ihr assoziierter psychischer Störungen (z. B. als thymoleptische Behandlung einer „sekundären Depression") - ergreifen oder veranlassen kann. Dabei wende ich mich mit meinen Ausführungen nicht an den ganz oder überwiegend psychotherapeutisch tätigen Arzt, sondern an Kollegen, die in ihrer Praxis vornehmlich mit der Behandlung körperlich kranker Patienten befaßt sind und dabei psychologische Aspekte berücksichtigen oder berücksichtigen wollen. Das sollte zwar im Grunde für alle Ärzte gelten, die therapeutisch tätig sind; aber es gibt sicherlich, beispielsweise unter Chirurgen, hervorragende Techniker, die trotz mangelnden Interesses an den psychologischen Problemen ihrer Patienten gute Arbeit leisten. Von ihnen sollte man aber zumindest erwarten, daß sie diese Probleme nicht bewußt ausblenden und ferner, daß sie dazu bereit sind, mit psychologisch entsprechend interessierten und versierten Kollegen oder klinischen Psychologen zusammenzuarbeiten, wenn die Situation es erfordert. Das setzt jedoch voraus, daß sie solche Situationen überhaupt erkennen. Ohne ein Mindestmaß an Ausbildung in psychologischer Diagnostik dürfte das kaum zu realisieren sein. Beim Gros der niedergelassenen Ärzte kann man aber heute wohl ein ausreichendes Interesse an psychologischen Fragestellungen voraussetzen, das sie für den Erwerb entsprechender Mindestkenntnisse und -fertigkeiten motiviert. Fachliteratur (s. Bräutigam u. Christian 1986; Miltner et al. 1986; von Uexküll 1990) und Fachkongresse sowie spezielle Fortbildungsveranstaltungen (z. B. Kurse in autogenem Training, Seminarveranstaltungen oder Selbsterfahrungsgruppen) geben dazu - über das in der Aus- und Weiterbildung Gebotene hinaus - ausreichend Gelegenheit. Sie schaffen auch die Voraussetzungen dafür, bei der Behandlung körperlich Kranker psychologische Gesichtspunkte zu berücksichtigen und spezielle psychotherapeutische Techniken (s. Hand 1984; Strotzka 1984) einzusetzen. Einschränkungen ergeben sich dabei allerdings aus der Begrenztheit der auf diese Weise erworbenen Kompetenz, aus zeitlichen Engpässen in der täglichen Routine der Krankenversorgung und schließlich aus dem durch die Gebührenordnung abgesteckten Rahmen.

Möglichkeiten und Grenzen der psychologischen Tätigkeit des niedergelassenen Arztes bei der Behandlung körperlich kranker Patienten ergeben sich aber auch aus der Art der Erkrankungen sowie aus der Persönlichkeit und den Lebensumständen der Patienten, insbesondere ihrem sozialen Umfeld (s. Eder-Debye 1988), das in der psychologischen Diagnostik und Therapie in besonderem Maße zu beachten und ggf. in den diagnostischen und therapeutischen Prozeß einzubeziehen ist. Auf diese durch Krankheit, Persönlichkeit und Umfeld gegebenen Möglichkeiten und Grenzen soll zunächst eingegangen und erst anschließend aufgezeigt werden, welche Möglichkeiten und Grenzen sich aus Besonderheiten der Fortbildung, aus dem Zeitaufwand und, last but not least, der Gebührenordnung und den Psychotherapie-Richtlinien (s. Faber u. Haarstrick 1989) ergeben. Dabei bleiben Diagnostik und Therapie von körperlichen Beschwerden ohne faßbaren somatischen Befund, die man nach dem ursprünglichen Sprachgebrauch nicht zu den psychosomatischen Erkrankungen rechnen sollte, trotz ihrer zweifellos sowohl quantitativ wie qualitativ bedeutsamen Rolle in der kassenärztlichen Praxis im folgenden unberücksichtigt. Ebensowenig wird auf die Indikation zu gezielten psychologischen Behandlungsmaßnahmen bei Patienten, die mit einer körperlichen Erkrankung seelisch nicht fertig werden, eingegangen, da es sich hierbei nicht um den Versuch handelt, auf den Verlauf der Körperkrankheit selber Einfluß zu nehmen; vielmehr geht es um die innere Verarbeitung eines Schicksals, eben des Schicksals, als Kranker leben und womöglich bald an der Erkrankung sterben zu müssen. Einem Patienten dieses Schicksal zu erleichtern, stellt eine wichtige, wenn auch oft vernachlässigte Aufgabe der Krankenversorgung dar.

Behandlungsvoraussetzungen auf seiten des Kranken

Was die Krankheiten betrifft, ist vorweg ein Mißverständnis auszuräumen, das durch den Titel dieses Beitrages nahegelegt wird: Psychosomatische Erkrankungen i. S. nosologischer Einheiten, die sich als psychogene Körperkrankheiten von anderen Körperkrankheiten abgrenzen lassen, gibt es wahrscheinlich nicht. Von den körperlichen Auswirkungen abnormen Eßverhaltens, wie bei Anorexie und Bulimie, oder anderer Verhaltensabweichungen, z. B. Selbstbeschädigung, abgesehen, finden sich wohl kaum irgendwelche mit substantiellen körperlichen Schädigungen einhergehende Erkrankungen rein psychischer Ätiologie oder auch nur eine regelhafte Dominanz psychischer Faktoren in der Genese solcher Krankheitsbilder. Die ätiologischen und pathogenetischen Vorstellungen, die man sich anhand eindrucksvoller Fallbeispiele über die als psychosomatische Erkrankungen i. e. S. oder Psychosomatosen bezeichneten Krankheitsbilder, also etwa Ulcus pepticum, Colitis ulcerosa, Asthma bronchiale oder essentieller Hypertonus, gebildet hat, waren wohl durchweg dem früher besonders geringen Kenntnisstand auf dem Gebiet der somatischen Grundlagen dieser Erkrankungen, dem Fehlen wirksamer, insbesondere ätiologisch ausgerichteter somatischer Therapien und einer falschen Generalisierung der aus Einzelbeobachtungen erschlossenen Zusammenhänge - z. T. auch einer psychologischen Fehlinterpretation klinisch beobachteter Zusammenhänge - zuzuschreiben.

Während man im Laufe der Jahre immer mehr psychologische Faktoren in der Genese solcher Erkrankungen entdeckt hat, die zunächst als rein somatisch imponiert hatten, z. B. verschiedene Karzinomformen oder Infektionskrankheiten bekannter und spezifischer somatischer Ätiologie wie die Tuberkulose, hat die medizinische Forschung gleichzeitig immer mehr zur Aufklärung somatischer Faktoren in der Ätiologie und Pathogenese sog. Psychosomatosen beigetragen. Somit erwiesen sich die in Frage stehenden Krankheitsbilder mehr und mehr als multikonditional. Krankheitsspezifisch dürften dabei in erster Linie die somatischen Faktoren sein, z. B. beim Bronchialasthma die hereditäre bzw. durch rezidivierende Atemwegsinfekte erworbene oder durch sie verstärkte Hyperreagibilität des Bronchialsystems, bei den allergischen Formen in Verbindung mit immunologischen Besonderheiten, die in einer u. U. schon beim Neugeborenen nachweisbaren Erhöhung der IgE zum Ausdruck kommen. Zu den Auslösern asthmatischer Zustände gehören bei entsprechend disponierten Personen außer Allergenen auch unspezifische Reize wie Kaltluft und Tabakrauch oder körperliche Anstrengungen. Wer das alles nicht weiß und einen solchen Patienten in Psychotherapie nimmt oder ihn in eine solche Behandlung überweist, ohne sich darum zu kümmern, daß der Patient aus einer Atopikerfamilie stammt, als Kind schon unter Heuschnupfen gelitten hat, sich seit Jahren mit einer rezidivierenden Sinusitis herumschlägt, noch dazu starker Raucher ist und Leistungssport betreibt, der erweist ihm einen Bärendienst - zumal, wenn der betreffende Patient bisher nie pulmologisch gründlich durchuntersucht, auf Allergene getestet und nach modernen Gesichtspunkten konsequent medikamentös behandelt worden ist. Um ein Wort des amerikanischen Psychosomatikers Engel zu gebrauchen, bedeutet Psychosomatik nicht, sich weniger um den Körper, sondern sich mehr um die Psyche seiner Patienten zu kümmern. Das gilt grundsätzlich für *alle* Patienten, unabhängig von der Art ihrer Erkrankung.

Hinweise auf die Beteiligung psychologischer Faktoren an der Krankheitsgenese bzw. dem Krankheitsverlauf können sich daraus ergeben, daß die Symptomatik in einer kritischen Lebenssituation entstanden ist oder sich im Zusammenhang mit ihr deutlich verstärkt bzw. unter gewissen, psychologisch bedeutsamen Umständen abgeschwächt hat, oder daß sie - trotz guter „Compliance" des Kranken - nicht auf üblicherweise wirksame somatische Behandlungsmaßnahmen anspricht. Das mag bei den sog. Psychosomatosen häufiger der Fall sein als bei anderen Erkrankungen, ist aber keineswegs für sie spezifisch. Laienhafte Vorstellungen über eine psychische Krankheitsgenese, die ein Patient oder ein Angehöriger von ihm dem Arzt gegenüber äußert, sollten von diesem nicht ungeprüft verworfen werden; vielleicht ist doch ein Körnchen Wahrheit darin enthalten: Auf jeden Fall wirkt es beruhigend, wenn der Arzt auf solche Vorstellungen eingeht und sie mit dem Patienten in für diesen verständlicher Form bespricht.

Wenn sich Anhaltspunkte für die Beteiligung psychischer Faktoren an der Krankheitsgenese ergeben, sollte der Arzt gezielt nach diesen Faktoren fahnden, ohne sich dabei auf das Glatteis gewagter psychodynamischer Spekulationen (etwa über die Rolle der „frühen Mutter") zu begeben. Nicht was der Patient vermeintlich erlebt haben müßte, ist für Diagnostik und Therapie relevant, sondern was er tatsächlich erlebt und wie er sich verhalten hat und noch verhält. Dabei ist besonders auf solche Themen zu achten, deren Besprechung der Patient vermeidet. Wichtig sind Daten aus der Biographie, aber nicht notwendigerweise aus den ersten Lebensjahren, an die oft keine Erinnerungen vorhanden sind, und deren Rolle für die Krankheitsentstehung wahrscheinlich erheblich überschätzt worden ist und immer noch wird. Das gilt zumindest für das Gros psychiatrischer Krankheitsbilder (Ernst u. Luckner 1985), mit einer gewissen Wahrscheinlichkeit aber ebenfalls für körperliche Erkrankungen.

Vordringlich müssen die aktuellen Lebensumstände vor der ersten Manifestation oder einem Rezidiv der Erkrankung sowie die Reaktionen des Patienten und seiner nächsten Bezugspersonen auf sein Kranksein eruiert werden. Dafür kann - mit Einwilligung des Kranken - die Befragung von Bezugspersonen besonders aufschlußreich sein. Auch die Beobachtung von Interaktionen zwischen dem Patienten und seinen Bezugspersonen und die Reflexion der aktuellen Arzt-Patienten-Beziehung sind in den diagnostischen Prozeß einzubeziehen und ggf. für therapeutische Interventionen zu nutzen.

Die Möglichkeiten und Grenzen der psychologischen Beeinflussung innerer Fehlhaltungen eines Patienten und seiner gestörten Interaktionen mit anderen werden entscheidend von seiner Persönlichkeit und der Motivation, an sich zu arbeiten, bestimmt, aber auch von der Bereitschaft der Bezugspersonen - bei Erwachsenen i. allg. des Partners - zur Kooperation. Es gibt Patienten, die sich auch einem Arzt gegenüber nicht freimütig äußern können oder mögen und nichts von einer Psychotherapie wissen wollen, und Partner, die nicht zu einer Kooperation bereit sind. Dann soll man nicht ungeduldig werden und auf keinen Fall therapeutische Maßnahmen erzwingen wollen, die nicht gewünscht werden und schon deshalb kaum Aussicht auf Erfolg hätten. Mit der Zeit wird sich vielleicht die Einstellung des Patienten bzw. die seines Partners ändern und so eine entsprechende Therapie ermöglichen.

Behandlungsvoraussetzungen auf seiten des Arztes

Welche therapeutischen Verfahren ein niedergelassener Arzt einsetzen kann, hängt natürlich nicht nur von der Erkankung, der Persönlichkeit und Motivation eines Patienten und seinen Lebensbedingungen, insbesondere seinem sozialen Umfeld, ab, sondern ganz entscheidend von der Arzt-Patienten-Beziehung sowie der therapeutischen Orientierung und Erfahrung des Arztes, seinem Ausbildungsstand, dem Verhältnis von an sich erforderlicher und tatsächlich zur Verfügung stehenden Zeit, den Vorgaben der Gebührenordnung und Psychotherapie-Richtlinien und auch von den gegebenen Kooperationsmöglichkeiten mit ganz oder überwiegend psychotherapeutisch tätigen Kollegen oder auch stationären bzw. teilstationären Einrichtungen (s. Neun 1987). Bei Ärzten mit dem Zusatztitel „Psychotherapie" besteht grundsätzlich die Möglichkeit, eine entsprechende Behandlung auch im Delegationsverfahren von einem durch die KV zur kassenärztlichen Versorgung zugelassenen klinischen Psychologen durchführen zu lassen - soweit ein solcher im Umkreis des Patienten zur Verfügung steht. Wichtig ist zunächst, eine Indikation zu stellen und den Patienten von der Notwendigkeit eines Behandlungsversuchs mit einem psychotherapeutischen Verfahren zu überzeugen, wenn dieses von den äußeren Umständen her durchführbar erscheint. Auf keinen Fall sollte man eine Therapie empfehlen, von der abzusehen ist, daß sie aus äußeren Gründen (z. B. weil niemand zur Verfügung steht, der sie tatsächlich durchführen würde) nicht zustande kommen kann. Wird die Behandlung an einen Psychologen delegiert, so trägt der Arzt die Verantwortung für die medizinische Indikation (nach den Grundsätzen der Zweckmäßigkeit, Notwendigkeit und Wirtschaftlichkeit therapeutischer Maßnahmen in der kassenärztlichen Versorgung), wobei er die medizinische Vorgeschichte des Falles, den somatischen und psychopathologischen Befund sowie die Behandlungsprognose angesichts einer begleitenden Somatotherapie besonders zu würdigen hat.

Auf keinen Fall sollte man einem Patienten Versprechungen machen, die womöglich nicht eingelöst werden können. Ein günstiger Einfluß psychologischer Behandlungsmaßnahmen auf den Krankheitsverlauf läßt sich nur erhoffen, aber selbst dann nicht ohne weiteres erwarten, wenn ein Zusammenhang der Krankheitsentstehung mit psychischen Faktoren gesichert erscheint. In Fällen schwerer chronischer Erkrankungen wie einer Colitis ulcerosa kann aber schon eine supportive Psychotherapie, die dem Patienten die Möglichkeit gibt, sich über seine Schwierigkeiten im Umgang mit sich selbst, seiner Krankheit, seinen Mitmenschen und seinem beruflichen Aufgabenfeld auszusprechen, eine große Entlastung darstellen. Eine humane Medizin kann den Erfolg therapeutischer Bemühungen auch bei körperlich Erkrankten nicht allein an Veränderungen objektiver Krankheitsparameter bemessen. Eine verbesserte Befindlichkeit des Patienten und sein besseres Zurechtkommen mit dem Kranksein - also ein Zuwachs an Bewältigungsmöglichkeiten - sind auch als Erfolge zu buchen; andererseits sollte eine Psychotherapie, deren positive Auswirkungen für den Patienten und seine Bezugspersonen nicht offenkundig sind, ohne Kränkung des Patienten zeitig beendet und nicht aus falschem therapeutischen Ehrgeiz und mit der Scheinbegründung, der Zustand würde sonst noch wesentlich schlechter sein oder werden, fortgesetzt werden. Gerade bei körperlichen Erkrankungen ist der Erfolg psychotherapeutischer Bemühungen unsicher, läßt sich aber bei chronischen Krankheiten mit sichtbarer Symptomatik (wie gewissen Ekzemformen) womöglich besonders deutlich erkennen. Letzteres gilt aber auch für Mißerfolge, die man dann sich und dem Patienten offen eingestehen sollte. Es ist schließlich keine Schande, bei einer Erkrankung eine sinnvoll erscheinende Therapiemaßnahme ohne Erfolg versucht zu haben. Viel schlimmer ist es, wenn aus psychologischem Fanatismus oder Polypragmasie eine Psychotherapie um jeden Preis angestrebt und womöglich durchgeführt wird, nur weil das Krankheitsbild eines Patienten als „psychosomatisch" gilt.

In der Indikationsstellung kommt es vielmehr auf den konkreten Nachweis psychosomatischer Zusammenhänge an; außerdem sind der Krankheitsverlauf und seine Beeinflußbarkeit durch eine somatische Therapie in Rechnung zu stellen. Klingen die Krankheitserscheinungen spontan oder unter einer adäquaten medikamentösen Behandlung ab oder ist eine Operation ohnehin unumgänglich, können psychotherapeutische Maßnahmen überflüssig sein - abgesehen von jenen Komponenten des Umgangs mit dem Kranken, die zu einer guten Arzt-Patienten-Beziehung gehören, ohne daß man sie schon als Psychotherapie bezeichnen könnte. Gemeint sind verständnisvolles Zuhören, Ermutigung, das Erteilen konkreter Ratschläge für die Lebensgestaltung - also das, was im Grunde alle Patienten von ihrem Arzt erwarten, aber leider nicht selten vermissen. Der Zeitaufwand für solche, im Grunde selbstverständliche menschliche Zuwendung zum Kranken kann sich i. allg. durchaus in Grenzen halten, zumal der Bedarf von Patient zu Patient unterschiedlich ist.

Welche Möglichkeiten hat nun der Kassenarzt, wenn im Einzelfall der erforderliche Zeitaufwand für das Gespräch mit dem Patienten zu groß wird, weil etwa schwierige Probleme zur Diskussion anstehen? Nach der Gebührenordnung kann jeder Arzt - über die vorwiegend monologisierende Form der Beratung hinaus, die notfalls auch am Telephon anwendbar ist - eine eingehende dialogische Erörterung der mit einer seelischen oder körperlichen Erkrankung verbundenen Probleme mit dem Patienten als eigenständige Leistung erbringen und entsprechend abrechnen. Für die weitergehenden Leistungen einer „psychosomatischen Grundversorgung" bedarf er aber der Einwilligung der für seinen Kassensitz zuständigen KV. Er muß dafür eine mindestens 3jährige eigenverantwortliche ärztliche Tätigkeit in der unmittelbaren Krankenversorgung (also nicht in Labor oder Verwaltung), den Erwerb von Kenntnissen in einer psychosomatischen Krankheitslehre und reflektierte Erfahrungen der Arzt-Patienten-Beziehung in einer Balint-Gruppe nachweisen. Diese Voraussetzungen lassen sich bei dem reichhaltigen Angebot an Fortbildungsveranstaltungen und Balint-Gruppen im Raum einer Großstadt wie etwa München von jedem niedergelassenen Arzt erwerben, der sich für die sog. Basistherapie psychisch und/oder somatisch Kranker qualifizieren möchte. Diese Therapie umfaßt verbale Interventionen in (im Regelfall bis zu 12) Einzelsitzungen von mindestens 20minütiger Dauer sowie übende und suggestive Verfahren, die in (ebenfalls pro Fall in der Regel bis zu 12) Einzel- oder Gruppensitzungen (letzteres mit Ausnahme der Hypnose) angewendet werden können. Eine Wirtschaftlichkeitsprüfung zum Ausschluß unzureichend indizierter Behandlungen dieser Art erfolgt durch die zuständige KV (s. Faber u. Haarstrick 1989).

Wem die Grenzen für die Basistherapie in der kassenärztlichen Versorgung zu eng gesteckt sind, der muß sich die Voraussetzungen für den Erwerb des Zusatztitels „Psychotherapie" erarbeiten. Das kann im Rahmen einer berufsbegleitenden Weiterbildung an einem von der KBV dafür anerkannten Ausbildungsinstitut geschehen. Die Landesärztekammern haben dafür Richtlinien erlassen, die entsprechend von einem Bundesland zum andern variieren. Der Arzt, dessen Weiterbildung in Psychotherapie von seiner zuständigen Ärztekammer anerkannt worden ist, muß für die Erbringung entsprechender Kassenleistungen auch von seiner KV zugelassen werden. Er kann dann die in der zwischen KBV und Krankenkassen ausgehandelten Psychotherapie-Vereinbarung definitorisch festgelegten Verfahren der tiefenpsychologisch fundierten Psychotherapie mit bis zu 50, maximal 80, nur in begründeten Ausnahmefällen auch bis zu 100 Einzelsitzungen à 50 Min. anwenden, bei entsprechender Qualifikation auch eine Gruppentherapie etwas geringeren Umfanges (40 bis 60, ausnahmsweise auch 80 sog. Doppelstunden à 100 Min.). Außer bei Kurzzeittherapien mit bis zu 25 Leistungen muß in einem speziellen Antragsverfahren durch einen von der KBV bestellten Gutachter geprüft werden, wieweit die in der Vereinbarung für die Behandlungsindikation festgelegten Voraussetzungen erfüllt sind. Das gleiche gilt für die Anwendung von Verhaltenstherapie, die mit bis zu 45, maximal bis zu 60 und in Sonderfällen bis zu 80 Leistungen à 50 Min. (bei Gruppentherapie in „Doppelstunden") auf Kosten der Krankenkasse durchgeführt werden kann. Ein Arzt muß sich jedoch auch dann, wenn er sich für tiefenpsychologisch fundierte Psychotherapie *und* für Verhaltenstherapie qualifiziert hat, in seiner kassenärztlichen Tätigkeit für eine der beiden Arten psychologischer Krankenbehandlung entscheiden. Er kann aber Behandlungen, die er selber aus formalen, zeitlichen o. a. Gründen nicht übernehmen kann, an einen psychologischen Psychotherapeuten bzw. Verhaltenstherapeuten delegieren (s. Faber u. Haarstrick 1989).

Psychoanalytische Therapie kann in der kassenärztlichen Versorgung mit bis zu 160, ja 240 und in Ausnahmefällen sogar 300 Behandlungsstunden, bei Gruppentherapie bis zu 80, 120 und ausnahmsweise 150 „Doppelstunden", nur von Ärzten oder – auf dem Delegationsweg – von Psychologen angewendet werden, die sich dafür in einer entsprechend aufwendigeren Weiterbildung qualifiziert haben. Das kommt für einen Arzt, der nur in begrenztem Umfang psychotherapeutisch tätig ist, kaum in Frage. Auch sind analytische Behandlungen mit der oftmals psychisch für den Patienten sehr belastenden Bearbeitung von Übertragung und Widerstand in einem regressionsfördernden Setting bei körperlich Kranken wohl nur in Ausnahmefällen indiziert, auf die ich hier nicht eingehen kann. Die Überweisung eines Patienten in eine solche Behandlung an einen in der kassenärztlichen Versorgung tätigen Analytiker mit spezieller Erfahrung in der Behandlung körperlich Kranker bietet sich in den seltenen Fällen an, wo eine spezielle Indikation gegeben zu sein scheint.

Die Kooperation mit ärztlichen oder psychologischen Psychotherapeuten ist letztlich jedem Arzt anzuraten, der sich durch die von den Psychotherapie-Richtlinien und der Gebührenordnung sowie von seinen Ausbildungsvoraussetzungen gesteckten Grenzen frustriert fühlt. Er hat dann immer noch die Möglichkeit, durch die Erbringung somatotherapeutischer Leistungen im Rahmen eines Gesamtbehandlungsplans zur Genesung eines von ihm zur Psychotherapie überwiesenen Patienten beizutragen. So dürften sich Fehlbehandlungen durch einseitige Somato- oder Psychotherapie in Fällen, die nicht von *einem* Arzt ausreichend kompetent behandelt werden können, und damit u. U. auch kostspielige stationäre Behandlungen vermeiden lassen. Diese stellen in der Krankenversorgung immer eine „Ultima ratio" dar, sollten aber selbstverständlich genutzt werden, wenn sich die ambulante Versorgung eines Kranken – trotz grundsätzlicher Therapierbarkeit seines Leidens – als unzureichend erwiesen hat. Auch hier ist im Interesse des Kranken eine Kooperation anzustreben, die u. a. die möglichst nahtlose ambulante Weiterbehandlung eines aus stationärer Therapie entlassenen Patienten gewährleistet. Es ist zweifellos ein Verdienst der Psychotherapie-Vereinbarung, daß dies heute bei psychiatrischen Patienten i. allg. der Fall ist. Ich kann abschließend nur meiner Hoffnung Ausdruck verleihen, daß dies auch für psychotherapeutisch behandlungsbedürftige Patienten mit körperlichen Erkrankungen zutrifft.

Literatur

Bräutigam W, Christian P (1986) Psychosomatische Medizin, 4. Aufl. Thieme, Stuttgart

Eder-Debye R (1988) Social Support und medizinische Versorgung: Der Einfluß von Social Support auf Inanspruchnahme medizinischer Dienste und Krankheitsverlauf aus sozialpsychologischer und gesundheitsökonomischer Sicht. Roderer, Regensburg

Ernst C, Luckner N von (1985) Stellt die Frühkindheit die Weichen? Eine Kritik an der Lehre von der schicksalshaften Bedeutung erster Erlebnisse. Enke, Stuttgart

Faber FR, Haarstrick R, (1989) Kommentar Psychotherapie-Richtlinien: Gutachterverfahren in der Psychotherapie; psychosomatische Grundversorgung. Jungjohann, Neckarsulm

Hand I (1984) Verhaltenstherapie in der Psychiatrie. Therapiewoche 34: 259-270

Miltner W, Birbaumer N, Gerber W-D (1986) Verhaltensmedizin. Springer, Berlin Heidelberg New York Tokyo

Neun H (Hrsg) (1987) Psychosomatische Einrichtungen: Was sie (anders) machen und wie man sie finden kann. Verlag für Medizinische Psychologie im Verlag Vandenhoeck & Ruprecht, Göttingen

Strotzka H (1984) Psychotherapie und Tiefenpsychologie, 2. Aufl. Springer, Wien

Uexküll T von, Adler R (Hrsg) (1990) Psychosomatische Medizin, 4. Aufl. Urban & Schwarzenberg, München

Anm.: Bei der Korrektur der Druckfahnen konnte die Änderung der Psychotherapie-Richtlinien vom 4. 5. 1990 (s. Deutsches Ärzteblatt 87: B-1763-B-1765) noch berücksichtigt werden

Diskussion

Gerhard: Dem Beitrag von Herrn von Zerssen möchte ich ergänzend hinzufügen, daß es für die Abrechnungshäufigkeit der Ziffern 850 und 851 keine Beschränkungen gibt. Eine Kurzzeittherapie kann insgesamt 31mal und nicht nur 25mal abgerechnet werden, und zwar 5mal auf Krankenschein, 1mal die biographische Sitzung über die Ziffer 860 und 25mal auf den Sonderbehandlungsschein.

Linden: Die institutionelle Weiterbildung von Ärzten zur Zusatzbezeichnung „Psychotherapie“ folgt nicht KBV-Richtlinien, sondern den Ärztekammerrichtlinien, die allerdings nur in Grundzügen diese Weiterbildung definieren. Die Erlaubnis zur Führung der Zusatzbezeichnung erfolgt durch die Ärztekammer. Die KBV hat für Diplompsychologen Ausbildungsvorschriften entwikkelt. - Hinsichtlich des Delegationsverfahrens ist es letztlich Aufgabe des Arztes, eine Erkrankung zu diagnostizieren und den Gesamtbehandlungsplan zu skizzieren; er kann dann die Psychotherapie an einen Diplompsychologen delegieren, der von der örtlichen KV zugelassen ist.

Hippius: Sie haben zum Krankheitsmodell der Psychosomatik eine Stellungnahme abgegeben mit der prinzipiellen Feststellung, daß es psychosomatische Krankheiten im engeren Sinne als nosologische Entitäten nicht gibt; sie sprachen ferner von einem multikonditionalen Krankheitsmodell, in dem die determinierenden krankheitsspezifischen Faktoren ausschließlich somatische Faktoren sind. Auch wenn ich diese Auffassung teile, weiß ich nicht, ob zu dieser Feststellung ein Konsensus besteht.

v. Zerssen: Diese generelle Stellungnahme zur Psychosomatik wird getragen von namhaften Experten wie Weiner, Bräutigam und Thomae.

Rüther: Welche konkreten Empfehlungen können wir gegenüber den niedergelassenen Ärzten aussprechen?

Linden: Welche Empfehlungen geben Sie hinsichlich der Behandlung von psychosomatischen Störungen oder den sog. „Minor Disorders"? Nach welchen Kriterien sollen diese Erkrankungen differenziert werden, da mittlerweile die verschiedensten Krankheitsbilder unter „psychosomatischen Störungen" subsumiert werden?

v. Zerssen: Ich bin der Meinung, daß jeder niedergelassene Arzt bei der Diagnose und Therapie körperlicher Erkrankungen mögliche psychologische Faktoren mitberücksichtigen muß und daß der Rahmen dessen, was heute - auch nach der Gebührenordnung - an psychologischer Hilfestellung gegenüber dem Patienten möglich ist, die Grenzen der Handlungsmöglichkeiten des niedergelassenen Arztes in diesem Gebiet breit genug absteckt. - Ich halte es jedoch für unabdingbar, daß man bei der Beurteilung psychologischer Zusammenhänge in der Ätiologie einer bestimmten Erkrankung den jeweiligen aktuellen wissenschaftlichen Kenntnisstand über die somatischen Grundlagen nicht außer acht läßt. Was z. B. inzwischen auf dem Gebiet der Asthmaerkrankung - von der Heridität abgesehen - über Pathomechanismen bekanntgeworden ist, läßt die spekulativen Theorien über psychodynamische Zusammenhänge als fragwürdig erscheinen. Auch wissen wir heute, daß es gerade nicht die frühen Beziehungen sind, die entscheidende Auswirkungen auf die spätere Entwicklung eines Menschen und auch auf das Auftreten von Krankheiten haben. Das kann man natürlich aus der Anamnese allein oft nicht erschließen, weil sich aus einer sehr gestörten Frühbeziehung zu den Eltern nur sehr selten eine positive Spätbeziehung entwickelt. Wenn man andererseits Kinder weiterverfolgt, die eine schwer gestörte Beziehung zu ihren Eltern hatten oder unter trostlosen Bedingungen in einem Heim aufgewachsen sind, dann aber in eine positive Familienatmosphäre versetzt wurden, kann oft eine durchaus positive Entwicklung beobachtet werden, was die Bedeutung der frühen Beziehung in Frage stellt.

Rüther: Welche Kenntnisse soll sich ein niedergelassener Allgemeinarzt bzw. Internist aneignen, der in der Behandlung psychosomatischer Erkrankungen tätig sein will? Wo sollen die Grenzen im Hinblick auf die Zuständigkeit des Nervenarztes gesetzt werden?

v. Zerssen: Was man heute von jedem Arzt erwarten kann, ist, daß er auf der Stufe der Beratung und Erörterung in der Lage ist, dem Patienten psychologische Zusammenhänge seiner Erkrankung zu erklären. Hierzu bedarf es keiner speziellen Ausbildung. Der Arzt muß allerdings psychologischen Fragen gegenüber aufgeschlossen sein. Darüber hinaus hat jeder niedergelassene Arzt die Möglichkeit, sich im Rahmen der ärztlichen Fortbildung berufsbegleitend weitere Kenntnisse anzueignen. Es ist mir allerdings nicht möglich, eine Präzisierung der Kenntnisse vorzunehmen, die ein Arzt mindestens aufweisen muß, wenn er sich an der psychosomatischen Grundversorgung beteiligen will. Ich bin jedoch nicht der Meinung, daß sich niedergelassene Internisten und Allgemeinpraktiker als Voraussetzung für die Behandlung psychosomatischer Erkrankungen intensiv mit psychoanalytischen Theorien auseinandersetzen müssen. Es hat sich ja mehr und mehr herauskristallisiert, daß es gerade die aktuellen Beziehungen sind, die man beeinflussen kann und auch angehen muß und nicht immer nur das, was der Patient vermeintlich in seinem tiefsten Innersten bewahrt. Für die Therapie ist es oft nicht so entscheidend, wodurch die Erkrankung entstanden ist, sondern was die Erkrankung aufrechterhält. Auf diesen Aspekt muß der behandelnde Arzt sehr viel intensiver eingehen.

Gerhard: Ich habe immer noch Probleme mit der definitorischen Eingrenzung, was unter psychosomatischen Erkrankungen zu verstehen ist. Nach Aussage von Herrn von Uexküll können bei psychosomatischen Krankheiten einerseits psychische Faktoren bei der Entstehung ursächlich beteiligt sein; andererseits gibt es auch primäre körperliche Erkrankungen, bei denen sich die Symptomatik aufgrund begleitender psychischer Faktoren derart verschlechtert, daß sie in keinem Verhältnis mehr zum organischen Substrat steht. Unter einer solchen Definition kann man ja das Gros aller Erkrankungen subsumieren und die Frage stellt sich mir, welche praktische Relevanz man hieraus für den niedergelassenen Arzt zieht. Vielleicht hilft uns hier die Aussage von Heinrich weiter, der von der allgemeinen „psychotherapeutischen" Grundhaltung des Arztes spricht, die in jedem Fall notwendig ist.

v. Zerssen: Bezüglich der als typische psychosomatische Erkrankung apostrophierten Colitis ulcerosa und Asthma bronchiale bin ich der Meinung, daß hier keineswegs psychische Faktoren *immer* eine wesentliche Rolle spielen. Es gibt m. E. kein rein psychogenes Asthma; man kann heute schon bei Nichterkrankten, und zwar schon im Kleinkindalter, die Hyperreagibilität des Bronchialsystems - z. B. auf Kaltluft bzw. Tabakrauch - als disponierenden Faktor nachweisen.

Grohmann: Ich vertrete ebenfalls die Auffassung, daß es praktisch keine Erkrankung gibt, bei der man nicht auch danach fahnden sollte, welche psychologischen Faktoren eine Rolle spielen. Jeder Arzt, insbesondere der erstbehandelnde Arzt, sollte bei jeder Erkrankung - nicht nur bei einer speziellen Auswahl von Krankheiten - psychologische Faktoren im Rahmen der Diagnose und Therapie mitberücksichtigen.

Merksätze für die Praxis

Möglichkeiten und Grenzen für die Behandlung psychosomatischer Erkrankungen in der Allgemeinpraxis

1. Bei der Behandlung von psychosomatischen Erkrankungen ist davon auszugehen, daß es sich immer um „multikonditionale Krankheitsbilder“ handelt. Krankheitsspezifisch sind bei diesen Krankheitsbildern allenfalls die somatischen Faktoren.

2. Um Krankheitsbilder in ihrer psychosomatischen „Multikonditionalität“ beurteilen zu können, müssen vordringlich abgeklärt werden:
   2.1 die aktuellen Lebensumstände vor der ersten Manifestation bzw. beim Auftreten eines Rezidivs der Erkrankung;
   2.2 die Reaktion des Patienten und seiner nächsten Bezugspersonen auf das Kranksein;

3. Fehlbehandlungen durch einseitige Somato- oder Psychotherapie und damit u. U. auch kostspielige stationäre Behandlungen lassen sich bei vielen Patienten vermeiden.

   Die stationäre Therapie psychosomatischer Erkrankungen sollte als „ultima ratio“ erst dann in Betracht gezogen werden, wenn sich die ambulante Behandlung (gegebenenfalls unter Mitwirkung von Fachärzten und Psychotherapeuten) als unzureichend erwiesen hat.

Behandlung bulimischer Eßstörungen mit Antidepressiva

M. M. Fichter

Einleitung

Bulimia nervosa ist nach den DSM-III-R-Kriterien (American Psychiatric Association 1987) durch das Vorliegen folgender Symptome definiert:

a) Wiederholte Episoden von „Freßattacken", raschem Verzehr einer großen Nahrungsmenge in einer relativ kurzen Zeit (gewöhnlich weniger als 2 h),
b) während der „Freßattacken" besteht das Gefühl, keine Kontrolle mehr über das Eßverhalten zu haben,
c) regelmäßiges selbst herbeigeführtes Erbrechen oder Mißbrauch von Laxanzien oder rigorose Diäten oder Fasten um den Auswirkungen der „Freßattacken" entgegenzusteuern,
d) ein durchschnittliches Minimum von 2 „Freßattacken" pro Woche über mindestens 3 Monate und
e) persistierende Zentriertheit auf Körperfigur und -gewicht.

Ca. 3% der Frauen im Alter von 15-35 Jahren in westlichen Industrieländern dürften eine Bulimia nervosa gemäß diesen Kriterien aufweisen. Die Erkrankung erstreckt sich über alle sozio-ökonomischen Klassen (Pope et al. 1987). Klinische Beobachtungen und epidemiologische Untersuchungen weisen darauf hin, daß bulimische Eßstörungen in den vergangenen 20 Jahren erheblich an Häufigkeit zugenommen haben. „Freßattacken" führen bei diesen Patienten, die dazu neigen, „Kummer in sich hineinzufressen", zu einer kurzfristigen momentanen emotionalen Stabilisierung, führen längerfristig jedoch in einen circulus vitiosus, so daß sich innere Spannungen, depressive Verstimmungen, Scham- und Schuldgefühle, Selbstzweifel, soziale Isolation und Leidensdruck im Laufe der Zeit verstärken. Als Folge von „Freßattacken", Erbrechen und Abführmittelabusus können Elektrolytstörungen mit Hypokaliämie auftreten, die zu Herzrhythmusstörungen und Nierenschäden (Pseudo-Bartter-Syndrom) führen können. Erhebliche Zahnschäden, Sialadenose und dermatologische Veränderungen sind einige Folgen, die aufgrund der bulimischen Symptomatik auftreten können. Ätiologisch sind sowohl soziokulturelle Faktoren, akute und chronische Belastungen sowie eine biologische Vulnerabilität für psychische Erkrankungen zu berücksichtigen, die im Einzelfall in sehr unterschiedlicher Gewichtung vorliegen können. Die überwiegende Mehrzahl bulimischer Patienten ist weiblich (Relation etwa 1:12), und der Erkrankungsbeginn liegt in der Adoleszenz oder im jungen Erwachsenenalter. In den vergangenen Jahren wurden verschiedene Antidepressiva auf ihre Wirksamkeit hinsichtlich der depressiven und der bulimischen Symptomatik bei Bulimia nervosa untersucht.

Unkontrollierte Studien

In einer größeren Anzahl von unkontrollierten Studien wurde die Wirksamkeit verschiedener Medikamente auf die depressive bzw. bulimische Symptomatik bei Bulimia nervosa aufgezeigt. Dabei handelte es sich um

trizyklische Antidepressiva (Moore 1977; Rich 1978; Pope u. Hudson 1982; Mendels 1983; Pope et al. 1983; Roy-Byrne et al. 1983; Brotman et al. 1984),

Trazodon (Pope et al. 1983; Wold 1983; Brotman et al. 1984; Damlouji u. Ferguson 1984 a/b,

Nomifensin (Pope et al. 1986; Nassr 1986; Crane et al., 1970), *Fluoxetin* (Freeman 1986; Ferguson 1987),

Monoamin-Oxidase-Hemmer (Shader u. Greenblatt 1982; Walsh et al. 1982; Roy-Byrne et al. 1983; Brotman et al. 1984; Stewart et al. 1984; Kennedy et al. 1985),

Lithiumkarbonat (Pope u. Hudson 1986; Pope et al. 1983; Chevlan 1984; Hsu 1984),

Bupropion (Horne 1984),

L-Tryptophan (Cole u. Lapierre 1986),

Phenytoin (Green u. Rau 1977; Greenway et al. 1977; Rau u. Green 1978; Rau et al. 1979),

Carbamazepin (Pope et al. 1983), *Valproat* (Herridge u. Pope 1985; Mc Elroy et al. 1987),

Naltrexon (Jonas u. Gold 1986, 1987) und

Magnesium-Pemolin ein Sympathikomimetikum (Pope et al. 1983).

Befunde ist jedoch zu berücksichtigen, daß positive Ergebnisse eher als negative in der Literatur berichtet werden. Bei den untersuchten Medikamenten handelt es sich z. T. um Substanzen, die im engeren Sinne nicht als Antidepressiva angesehen werden (Antikonvulsiva, Sympathikomimetika, Opiat-Antagonisten).

Kontrollierte Studien

Mittlerweile gibt es mehr als 20 kontrollierte Studien zur Wirksamkeit von Medikamenten bei Bulimia nervosa. Bei der Mehrzahl der Studien wurden Antidepressiva auf ihre Wirksamkeit hin überprüft. Die beigefügte Tabelle 1 gibt eine Übersicht über Versuchsplan und Ergebnisse dieser Studien. 12 von 21 Studien (57,1%) zeigten eine signifikante Wirkung des jeweiligen Medikamentes im Vergleich zu Placebo auf die bulimische Symptomatik; 15 von 21 Studien (23,8%) zeigten einen Trend zur Besserung unter der Medikation im Vergleich zu Placebo, und 4 von 21 Studien (19,0%) zeigten keinen Unterschied. Die depressive Symptomatik zeigte bei 7 von 15 Studien (46,7%) eine signifikante Besserung, bei 5 von 15 Studien (33,3%) eine Besserungstendenz und bei 3 von 15 Studien (20%) keinen Unterschied zwischen Verum und Placebo. Alle drei kontrollierten Studien zum Imipramin und alle zwei Studien zum Desipramin zeigten eine signifikante Wirkung dieser trizyklischen Antidepressiva auf die bulimische Symptomatik. Die beiden Untersuchungen, in denen ein Monoamin-Oxidase-Hemmer verwendet wurde, zeigten signifikante Auswirkungen sowohl auf die bulimische als auch auf die depressive Symptomatik. Allerdings schränken die Nebenwirkungen der MAO-Hemmer bei bulimischen Patienten, die strikte Diätvorschriften nicht leicht einhalten können, die Anwendung dieser Substanzklasse erheblich ein. Untersuchungen an neueren, selektiven MAO-Hemmern liegen für bulimische Patienten derzeit nicht vor. Jüngst wurde eine große multizentrische Studie zur Untersuchung der Wirksamkeit der Serotonin-Wiederaufnahmehemmers Fluoxetin bei Bulimia nervosa abgeschlossen (Levine et al., Veröffentlichung in Vorbereitung). Eine Dosis von 60 mg Fluoxetin (n = 127) zeigte sich einer Dosis von 20 mg Fluoxetin pro Tag (n = 128) und Placebo (n = 127) hinsichtlich Depression, Heißhunger nach Kohlenhydra-

Tabelle 1. Ergebnisse kontrollierter Untersuchungen (Verum vs. Placebo) zur medikamentösen Behandlung von Bulimia nervosa (modifiziert nach Hudson u. Pope, 1990)

Untersuchung	Medikament	max. Dosis in mg	Zeitdauer der med. Therapie in Wochen	Zahl der Patienten bei Ende	Versuchsplan DB = Doppelblind	Wirksamkeit des Medikaments im Vergleich zu Placebo	
						depressive Symptome	bulimische Symptome
Trizyklische Antidepressiva							
Agras et al. (1987)	Imipramin	300	16	20	DB, randomisiert	im Trend wirksam	signifikant
Kaplan et al. (1987)	Imipramin	§	6	11	Cross-over	im Trend wirksam	signifikant
Pope et al. (1983)	Imipramin	200	6	19	DB, randomisiert	signifikant	signifikant
Mitchel u. Groa (1984)	Amitriptylin	150	8	32	DB, randomisiert	signifikant	im Trend wirksam
Blouin et al. (1988)	Desipramin	150	6	9	Cross-over	kein Unterschied	signifikant
Hughes et al. (1986)	Desipramin	200	6	22	DB, randomisiert	signifikant	signifikant
Monoamin-Oxidase-Hemmer							
Kennedy et al. (im Druck)	Isocarboxazid	60	6	18	Cross-over	signifikant	signifikant
Walsh et al. (1984, 1988)	Phenelzin	90	8	50	DB, randomisiert	signifikant	signifikant
Serotonerge Antidepressiva							
Freeman et al. (Publ i. Vorb.)	Fluoxetin	80	6	15/18	DB, randomisiert	kein Unterschied	z. T. signifikant
Fichter et al. (im Druck)	Fluoxetin	60	5	20/20	DB, randomisiert	kein Unterschied	kein wesentl. Unterschied
Levine et al. (Publ i. Vorb.)	Fluoxetin	60	8	127/127	DB, randomisiert	signifikant	signifikant
	Fluoxetin	20	8	128/127	DB, randomisiert	im Trend wirksam	im Trend wirksam
Blouin et al. (1988)	d-Fenfluramin	60	6	11	Cross-over	signifikant	signifikant
Robinson et al. (1985)	d-Fenfluramin	60		15	Cross-over	nicht untersucht	z. T. signifikant
Krahn u. Mitchell (1985)	L-Tryptophan	3000	4	13	DB, randomisiert	kein Unterschied	kein Unterschied
Sonstige							
Hsu et al. (1984)	Lithium-Karbonat	§	8	13	DB, randomisiert	im Trend wirksam	kein Unterschied
Kaplan et al. (1987)	Carbamazepin	§	6	16	Cross-over	im Trend wirksam	im Trend wirksam
Mitchell et al. (1986)	Naloxon	18		5	Cross-over	nicht untersucht	im Trend wirksam
	Cholecystokinin	140 ng		5	Cross-over	nicht untersucht	kein Unterschied
Ong et al. (1983)	Methylamphetamin	0,2 mg/kg		8	Cross-over	nicht untersucht	signifikant
Wermuth et al. (1977)	Phenytoin	§	6	19	Cross-over	nicht untersucht	im Trend wirksam

§ = Dosierung nach Plasmaspiegel

ten, pathologische Einstellungen zum Essen und pathologisches Eßverhalten und einer Reduktion des Körpergewichtes signifikant überlegen.
Andere Substanzklassen zeigten eine geringere Wirkung auf depressive und bulimische Symptomatik bei Bulimia nervosa. Sympathikomimetika und Appetitzügler (Ong et al. 1983; Robinson et al. 1985) zeigten mit Einschränkungen eine Wirksamkeit. Antikonvulsiva waren bei diesen kontrollierten Studien nicht oder nur im Trend wirksam. Cholecystokinin, Naloxon und L-Tryptophan zeigten bei kontrollierten Untersuchungen keine Wirksamkeit. Ein Teil der Studien wurde allerdings mit geringer Probandenzahl durchgeführt, und die Ergebnisse müssen als vorläufig angesehen werden.

Psychotherapie und Antidepressiva

Fast keine Informationen liegen vor über die relative Wirksamkeit von Psychotherapie und Medikation, zusätzliche Effekte durch Medikation bei Psychotherapie und Interaktionen zwischen Psychotherapie und Medikation. Mitchell (1988) führten eine sehr interessante vierarmige Untersuchung bei 99 Patienten mit Bulimia durch. Die Patienten wurden einer der folgenden Gruppen zugeteilt: 1. Placebo, 2. Imipramin, 3. intensive kognitive Verhaltenstherapie in der Gruppe + Imipramin, 4. intensive, kognitive Verhaltenstherapie in der Gruppe + Placebo. In einem 10-Wochen-Zeitraum zeigte sich Imipramin dem Placebo signifikant überlegen hinsichtlich einer Reduktion der „Freßanfälle" und des Erbrechens. Die intensive verhaltenstherapeutische Gruppentherapie (in Kombination mit Placebo oder Imipramin) war in beiden Variablen der alleinigen medikamentösen Therapie mit Imipramin signifikant überlegen. Bei der intensiven Verhaltenstherapie in der Gruppe zeigte Imipramin keinen zusätzlichen Effekt. Das Ergebnis kann im Sinne eines „Ceiling-Effektes" interpretiert werden.

Wir untersuchten in einer randomisierten doppelblinden Studie die Wirksamkeit von 60 mg Fluoxetin im Vergleich zu Placebo bei 40 Patienten mit Bulimia nervosa, die parallel zur medikamentösen Therapie an einer intensiven stationären verhaltensmedizinischen Psychotherapie teilnahmen. Nahezu alle abhängigen Variablen zeigten im Therapieverlauf eine signifikante Besserung, doch war bei den stationär-psychotherapeutisch behandelten Patienten ein Unterschied in den Auswirkungen von Fluoxetin und Placebo nicht nachweisbar (Fichter et al., zum Druck). Lediglich das Gewicht zeigte unter Fluoxetin im Vergleich zu Placebo eine signifikante Abnahme. Nachdem Levine et al. (Veröffentlichung in Vorbereitung) eine Wirksamkeit von Fluoxetin im Vergleich zu Placebo bei Bulimia nervosa nachgewiesen haben, kann unser Ergebnis ebenfalls im Sinne eines „Ceiling-Effektes" interpretiert werden.

Folgerungen

In kontrollierten Studien konnte nachgewiesen werden, daß trizyklische Antidepressiva, MAO-Hemmer und Serotonin-Wiederaufnahmehemmer eine signifikante Auswirkung auf die Reduktion der bulimischen, und z. T. auch auf die depressive Symptomatik bei Bulimia nervosa haben. Nichtselektive MAO-Hemmer haben zur Behandlung der Bulimia nervosa nur eine eingeschränkte Bedeutung, da die Patienten die erforderlichen Diätvorschriften häufig nicht einhalten. Wirksamkeit und Ausmaß unerwünschter Arzneimittelwirkungen von selektiven MAO-Hemmern wurden bei Bulimia nervosa bisher nicht untersucht. Klinische Erfahrungen und die Ergebnisse von Mitchell (1988) zeigen, daß eine intensive (verhaltensorientierte) Psychotherapie wirksamer ist als die Behandlung mit Antidepressiva. Eine Indikation zur Behandlung mit Antidepressiva bei Bulimia nervosa besteht besonders dann, wenn eine Psychotherapie gar nicht oder nicht in dem erforderlichen Ausmaß möglich ist. Eine spezielle, bisher nicht untersuchte Indikation zur Gabe von Antidepressiva bei Bulimia nervosa könnte die Rückfallprophylaxe bei Beendigung einer intensiven (z. B. stationären) Psychotherapie sein.

Literatur

Agras WS, Dorian B, Kirkley BG, Anrow B, Bachman J (1987) Imipramine in the treatment of bulimia: A double-blind controlled study. Int J Eating Dis 6: 29

American Psychiatric Association (1987) Diagnostic and Statistical Manual of Mental Disorders, 34th edn (DSM-III-R). American Psychiatric Association, Washington DC

Blouin AG, Blouin JH, Perez EL, Bushnik T, Zuro C, Mulder E (1988) Treatment of bulimia with fenfluramine and desipramine. J Clin Psychopharmacol 8: 261

Brotman AW, Herzog DB, Woods SW (1984) Antidepressant treatment of bulimia. The relationship between bingeing and depressive symptomatology. J Clin Psychiatry 47: 7

Chevlan EM (1984) The adjunctive use of lithium carbonate in the management of bulimia resistant to antidepressant therapy. Presented at the First International Conference on Eating Disorders, New York

Cole W, Lapierre YD (1986) The use of tryptophan in normal-weight bulimia. Can J Psychiatry 31: 755

Crane RA, Raskin V, Weiler M, Perri J, Jobe TH, Anderson J, Burg B (1970) Nomifensine treatment of bulimia: Results of an open trial. Int J Eating Disord 6: 427

Damlouji NF, Ferguson JM (1984 a). Trazodone-induced delirium in bulimic patients. Am J Psychiatry 141: 434

Damlouji NF, Ferguson JM (1984 b) Trazodone in the treatment of bulimic patients. Paper presented at the First International Conference on Eating Disorders, New York

Fairburn CG (1985) Cognitive-behavioral treatment for bulimia. In: *Garner DM, Garfinkel PE* (eds) Handbook of psychotherapy for anorexia nervosa and bulimia. Guilford Press, London New York p. 160

Ferguson JM (1987) Treatment of an anorexia nervosa patient with fluoxetine. Am J Psychiatry 144: 1239

Fichter MM, Leibl K, Rief W, Brunner E u. Engel R (im Druck) Fluoxetine versus placebo: A double-blind study with inpatients receiving intensive psychotherapy. Psychopharmacology

Freeman CPL (1986) Fluoxetine treatment for bulimia. Presented at the Second International Conference on Eating Disorders, New York

Freeman CPL, Davies F, Morris J, Cheshire K, Hampson M (Publikation in Vorbereitung) A double-blind controlled trial of fluoxetine versus placebo for bulimia nervosa

Green RS, Rau JH (1977) The use of diphenylhydantoin in compulsive eating disorders: Further studies. In: Vigersky RA (ed) Anorexia nervosa. Raven Press, New York, p 377

Greenway FL, Dahms WT, Brag DA (1977) Phenytoin as a treatment of obesity associated with compulsive eating. Curr Ther Res 21: 338

Herridge PL, Pope HG jr (1985) Treatment of bulimia and rapid-cycling bipolar disorder with sodium valproate. J Clin Psychopharmacol 5: 229

Horne RL (1984) Bupropion in the treatment of bulimia. Presented at the First International Conference on Eating Disorders, New York

Hsu LKG (1984) Treatment of bulimia with lithium. Am J Psychiatry 141: 1260

Hudson JI, Pope HG (1990) Psychopharmacological treatment of bulimia. In: *Fichter MM* (ed) Bulimia nervosa: Basic research, diagnosis and therapy. Wiley, Chichester

Hughes PL, Wells LA, Cunningham CJ, Ilstrup DM (1986) Treating bulimia with desipramine: A placebo-controlled double-blind study. Arch Gen Psychiatry 43: 182

Jonas JM, Gold MS (1986) Naltrexone reserves bulimic symptoms. Lancet I: 807

Jonas JM, Gold MS (1987) Treatment of antidepressant-resistant bulimia with naltrexone. Int J Psychiat Med 16: 305

Kaplan AS, Garfinkel PE, Garner DM (1987) Bulimia treated with carbamazepine and imipramine. Presented at American Psychiatric Association Annual Meeting, Chicago

Kaplan AS, Garfinkel PE, Darby PL, Garner DM (1987) Carbamazepine in the treatment of bulimia. Am J Psychiatry 140: 1225

Kennedy SH, Piran N, Garfinkel PE (1985) Monoamine oxidase inhibitor therapy for anorexia nervosa and bulimia: A preliminary trial of isocarboxazid. J Clin Psychopharmacol 5: 279

Kennedy SH, Piran N, Warsh RR, Prendergast P, Mainprize E, Whynot C, Garfinkel PE (in press) A trial of isocarboxazid in the treatment of bulimia. J Clin Psychopharmacol

Krahn D, Mitchell J (1985) Use of L-tryptophan in treating bulimia. Am J Psychiatry 142: 1130

Levine LR, Pope HG, Enas GG et al., the Fluoxetine Bulimia Collaborative Study Group (Veröffentlichung in Vorbereitung). Fluoxetine in the treatment of bulimia nervosa: A multicenter placebo-controlled double-blind trial

Mc Elroy SL, Keck PE jr, Pope HG jr (1987). Sodium valproate: Its use in primary psychiatric disorders. J Clin Psychopharmacol 7: 16

Mendels J (1983) Eating disorders and antidepressants. J Clin Psychopharmacol 3: 59

Mitchell JE, Groat R (1984) A placebo-controlled, double-blind trial of amitriptyline in bulimia. J Clin Psychopharmacol 4: 186

Mitchell JE, Laine DE, Morley JE, Levine AS (1986) Naloxone but not CCK-8 may attenuate binge-eating behavior in patients with the bulimia-syndrome. Biol Psychiatry 21: 1399

Mitchell (1988) In: *Pirke KM, Vandereycken W, Ploog D* (eds) The psychobiology of bulimia nervosa. Springer, Berlin Heidelberg-New York Tokyo

Moore DC (1977) Amitriptyline therapy in anorexia nervosa. Am J Psychiatry 134: 1303

Nassr DG (1986) Successful treatment of bulimia with no mifensine. Am J Psychiatry 143: 373

Ong YL, Checkley SA, Russell GFM (1983) Suppression of bulimic symptoms with methylamphetamine. Br J Psychiatry 143: 288

Pope HG jr, Hudson JI (1982) Treatment of bulimia with antidepressants. Psychopharmacology 78: 167

Pope HG jr, Hudson JI (1986) Antidepressant drug therapy of bulimia: Current status. J Clin Psychiatry 47: 339

Pope HG jr, Hudson JI, Jonas JM (1983) Antidepressant treatment of bulimia: Preliminary experience and practical recommendations. J Clin Psychopharmacol 3: 274

Pope HG jr, Hudson JI, Jonas JM, Yurgelun-Todd (1983) Bulimia treated with imipramine. A placebo-controlled, double-blind study. Am J Psychiatry 140: 554

Pope HG jr, Herridge PL, Hudson JI, Fontaine R (1986) Treatment of bulimia with nomifensine. Am J Psychiatry 143: 371

Pope HG jr, Champoux RF, Hudson JI (1987) Eating disorder and socioeconomic class. Anorexia nervosa and bulimia in nine communities. J Nerv Ment Dis 175: 620-623

Rau JH, Green RS (1978) Soft neurological correlates of compulsive eating. J Nerv Ment Dis 166: 435

Rau JH, Struve FA, Green RS (1979) Electroencephalographic correlates of compulsive eating. Clin Electroencephalogr 10: 180

Rich CL (1978) Self-induced vomiting. Psychiatric considerations. JAMA 239: 2688

Robinson PH, Checkley SA, Russell GFM (1985) Suppression of eating by fenfluramine in patients with bulimia nervosa. Br J Psychiatry 146: 169

Roy-Byrne P, Gwirtsman H, Edelstein CK, Yager J, Gerner RH (1983) Eating disorders and antidepressants. J Clin Psychopharmacol 3: 60

Shader RJ, Greenblatt DJ (1982) The psychiatrist as mind sweeper. J Clin Psychopharmacol 2: 233

Stewart JW, Walsh BT, Wright L, Roose SP, Glassman AH (1984) An open trial of MAO-inhibitors in bulimia. J Clin Psychiatry 45: 217

Walsh BT, Gladis M, Roose SP, Stewart JW, Stetner F, Glassman AH (1988) Phenelzine vs. placebo in 50 patients with bulimia. Arch Gen Psychiatry 45: 471

Walsh BT, Stewart JW, Roose SP, Gladis M, Glassman AH (1984) Treatment of bulimia with phenelzine: A double-blind, placebo-controlled study. Arch Gen Psychiatry 41: 1105

Walsh BT, Stewart JW, Wright L, Harrison W, Roose SP, Glassman AG (1982) Treatment of bulimia with monoamine oxidase inhibitors. Am J Psychiatry 139: 1629

Wermuth BM, Davis KL, Hollister LE, Stunkard AJ (1977) Phenytoin treatment of the binge-eating syndrome. Am J Psychiatry 134: 1249

Wold P (1983) Trazodone in the treatment of bulimia (Letter). J Clin Psychiatry 44: 275

Diskussion

Beck: Gibt es Vorstellungen darüber, welcher Wirkmechanismus dem Effekt von Antidepressiva bei Bulimiepatienten ohne depressive Symptomatik zugrundeliegt?

Fichter: Meines Wissens liegen zu dieser Frage keine harten Daten vor. Lediglich einige Hypothesen, wie sie z. B. von Hudson aufgestellt worden sind. Zwei Möglichkeiten zum Wirkmechanismus sind denkbar: 1. Bulimia nervosa kann als eine Variante einer affektiven Erkrankung gesehen werden (Hudson), und Antidepressiva wirken über die selben Mechanismen wie bei affektiven Erkrankungen oder 2. Antidepressiva wirken bei Bulimia nervosa über andere Mechanismen als bei affektiven Erkrankungen (Blouin et al. 1988). - Fest scheint jedoch zu stehen, daß die Wirkung von Antidepressiva auf die bulimische Symptomatik weitgehend unabhängig davon ist, ob der Patient gleichzeitig an einer depressiven Symptomatik leidet oder nicht. Auch ist die antibulimische Wirkung - wie sich bei verschiedenen Studien zeigte - bei depressiven Patienten mit Bulimia nervosa keineswegs immer mit einer antidepressiven Wirkung gekoppelt und umgekehrt. Diese Beobachtungen sprechen eher für die zweite o. g. Möglichkeit.

Rüther: Welche Behandlungempfehlungen können wir niedergelassenen Allgemeinärzten für die Therapie ihrer Bulimiepatienten geben? Nach meiner Erfahrung haben schon als Psychiater ausgebildete Ärzte in der Regel sehr große Schwierigkeiten, solche Patienten zu behandeln. Ist es aufgrund wissenschaftlicher Erkenntnisse wirklich gerechtfertigt, niedergelassenen Allgemeinärzten und Internisten zu empfehlen, Bulimiepatienten mit Aussicht auf Erfolg ein Antidepressivum zu geben? Nach meiner Erfahrung halte ich diese Empfehlung für nicht gerechtfertigt.

Hippius: Sollen wir uns darauf beschränken, dem niedergelassenen Allgemeinarzt lediglich eine einfache und einleuchtende Deskription des Krankheitsbildes zu geben, damit er die in der Praxis oft übersehene Bulimie erkennt? Sollen wir - ausgehend von einer derartigen Beschreibung - dann in allen Fällen die Empfehlung aussprechen, solche Patienten an den Spezialisten zu überweisen?
Oder sollen wir uns zum Ziel setzen, dem Allgemeinarzt in begrenztem Umfang auch mögliche Behandlungsrichtlinien für Bulimie-Patienten an die Hand zu geben?

Gerhard: Ich halte es für wichtig, daß sich die niedergelassenen Allgemeinärzte und Internisten vordringlich mit dem Krankheitsbild vertraut machen. Dabei sollte beachtet werden, daß die Patienten in der Regel nicht in die Praxis kommen mit dem Hinweis, daß sie an Freßattacken leiden. Häufig wird eine Multisymptomatik vorgegeben, oft auch Magenschmerzen. Auch werden die Patienten nach meiner Erfahrung fast immer von ihren Eltern geschickt mit dem Hinweis, meine Tochter nimmt nicht zu, obwohl sie gut ißt. Sie hat gelbe Zähne, trotz regelmäßiger Mundhygiene. Hinsichtlich der Behandlung würde ich jedoch als Allgemeinarzt eher zurückhaltend sein und den Patienten an einen Spezialisten überweisen.

Fichter: Bezüglich des Einsatzes und der Therapieerfolgswahrscheinlichkeit von Antidepressiva bei bulimischen Patienten kann ich aufgrund meiner klinischen Erfahrungen sagen, daß es in der Tat Patienten gibt - allerdings wenige - die auf ein Antidepressivum sehr gut ansprechen. Es handelt sich hierbei möglicherweise um eine Subpopulation bulimischer Patienten, bei denen Merkmale einer endogenen Psychose vorliegen. - Anhand folgender Kasuistik läßt sich sehr eindrucksvoll verdeutlichen, daß es zwischen dem bulimischen Syndrom und der Depression zumindest bei einem Teil der Patienten Zusammenhänge gibt. Bei einer bulimisch-depressiven Patientin verschwand die Eßstörung, als sich Symptome einer schizoaffektiven Erkrankung mit manischem Syndrom entwickelten. Im Rahmen der Psychose kam es (unter Lithium) zu einer deutlichen Gewichtszunahme der leicht untergewichtigen Patientin. Als die Patientin nach Abklingen der manischen Phase und einem längeren symptomfreien Intervall unter Lithium weiter an Gewicht zunahm, kam es erneut zu einer bulimisch-depressiven Symptomatik. Bei dieser Patientin konnten wir eine sehr gute Wirksamkeit der Antidepressiva-Behandlung beobachten. - Insgesamt ist allerdings ein sehr viel größerer Therapieeffekt durch eine psychologische Behandlung durch einen qualifizierten Psychotherapeuten (Arzt mit entsprechender Zusatzqualifikation oder klinischer Psychologe) zu erwarten. Zur Überbrückung der Wartezeit, bis der Patient einen Psychotherapieplatz erhält, halte ich den Einsatz eines Antidepressivums für sinnvoll.

Linden: Es soll noch der Aspekt der tertiären Prävention angesprochen werden. Oft entwickeln sich aus dem bulimischen Syndrom erhebliche körperliche Folgeerkrankungen, die einer intensiven ärztlichen Begleitung bedürfen. Darüber hinaus ist die Erkrankung mit sozialen Konsequenzen belastet. Oft leiden die Patientinnen erheblich unter den Pressalien ihrer sozialen Umgebung. In dieser Hinsicht obliegt dem Hausarzt eine wichtige therapeutische Funktion, unabhängig davon, daß er vielleicht das eigentliche Syndrom nur unzureichend therapieren kann.

Fichter: Gravierende Folgeerkrankungen, die durch Elektrolytverschiebungen aufgrund von Erbrechen oder Laxanzienabusus ausgelöst werden können, sind Herzrhythmusstörungen und Nierenschädigungen, die sich - wenn sie auftreten - katastrophal auswirken können. Ich kenne nicht wenige solcher bulimischer Patienten, die bereits in jungen Jahren eine künstliche Niere benötigen und nur noch eine Überlebensprognose von einigen Jahren haben oder bereits verstorben sind. Auch Zahnschäden treten häufig auf, sind allerdings in der Regel durch intensive Mundhygiene in der Progredienz reduzierbar. Jeder Arzt sollte wissen, daß durch die Substitution von Kalium - auch wenn hiermit die Grunderkrankung nicht geheilt wird - einige z. T. gravierende kardiale und renale Folgesymptome verhindert werden können. - Die bei Magersucht und sehr häufig auch bei Bulimia nervosa über Jahre erniedrigten Östrogenspiegel machen es sehr wahrscheinlich, daß diese Patientinnen für spätere Jahre ein außerordentlich erhöhtes Osteoporoserisiko haben. Dies wurde bis heute wenig beachtet und läßt eine Östrogensubstitution nicht mehr als kosmetische Überflüssigkeit, sondern als medizinische Notwendigkeit bei diesen Störungen erscheinen. Weitere körperliche Folgesymptome bei Bulimia nervosa sind Sialadenose, Ösophagitis, verzögerte Entleerung des Magens, zahlreiche endokrine Veränderungen als Folge temporär reduzierter Nahrungszufuhr, Pseudo-Bartter-Syndrom und hypertrophe Osteoarthropathie als Folge langjähriger Intoxikation mit Laxanzien. Interessant ist ein Befund, demzufolge Magersucht- und Bulimia-nervosa-Patienten überzufällig häufig eine atopische Erkrankung (z. B. Neurodermitis) aufweisen. - Darüber hinaus sollte auch darauf hingewiesen werden, daß es Selbsthilfegruppen gibt, denen sich betroffene Patienten anschließen können.

Hippius: Über die Selbsthilfegruppen könnten die Patienten auch motiviert werden, sich erstmals einem Arzt anzuvertrauen und ihm die Beschwerden offen zu schildern, die leider oft kaschiert werden, wenn die Patienten direkt zum Arzt gehen.

Merksätze für die Praxis

Behandlung bulimischer Essstörungen mit Antidepressiva

1. Bulimische Eßstörungen haben - besonders bei Mädchen und jungen Frauen im Alter von 15-35 Jahren - erheblich an Häufigkeit zugenommen. Es handelt sich um eine ernste Erkrankung, bei der es zu gravierenden seelischen und körperlichen Folgeschäden kommen kann.

2. Kontrollierte Untersuchungen haben gezeigt, daß trizyklische Antidepressiva, Monoamin-Oxidase-Hemmer und Serotonin-Wiederaufnahmehemmer eine statistisch signifikante Wirkung bei Bulimia nervosa haben. Monoamin-Oxidase-Hemmer sollten bei bulimischen Patienten aber nur mit Zurückhaltung verordnet werden, da diese die erforderlichen Diätvorschriften häufig nicht einhalten können.

3. Bulimische Eßstörungen sind vorrangig psychotherapeutisch zu behandeln. Die Wirksamkeit verhaltensorientierter Psychotherapie bei Bulimia nervosa ist überzeugend belegt worden (Fairburn 1985; Mitchell 1988).

4. Eine besondere Indikation für die Behandlung mit Antidepressiva bei Bulimia nervosa besteht
   a) bei bulimischen Patienten, bei denen mehrere Merkmale einer endogenen Depression vorliegen (Morgentief, phasischer Verlauf, Häufung von Depressionen in der Familie etc.),
   b) Bei Patienten, bei denen eine Psychotherapie gar nicht oder nicht in dem erforderlichen Ausmaß möglich ist und
   c) zur Rückfallprophylaxe nach Beendigung einer intensiven Psychotherapie.

Behandlung von Angstpatienten in der ärztlichen Praxis: Verhaltenstherapeutisch orientierte Primärversorgung

I. Hand

In der bisher üblichen Versorgung von Angstpatienten in der ärztlichen Praxis zeigen sich die Defizite in der ärztlichen Aus- und Weiterbildung im psychischen Bereich psycho-somatischen Krankheitsgeschehens besonders deutlich. In diesem Beitrag werden Anregungen zur Verbesserung der ärztlichen Primärversorgung dieser Patienten durch den Einbau verhaltenstherapeutischer Diagnostik- und Therapie-Elemente unterbreitet.

Epidemiologie, Klassifikation und Versorgungssituation

Angsterkrankungen sind - neben Suchterkrankungen - mit einer Lebenszeit-Prävalenz von 13-15% in der erwachsenen „Normalbevölkerung“ die häufigste psychische Störung (Wittchen u. von Zerssen 1988). Die einzelnen Angsterkrankungen verteilen sich dabei wie folgt: einfache Phobien 7%; Agoraphobie 4,5%; Panikstörung 2%; Zwangskrankheit 2,5%. Letztere wird im DSM-III-R fälschlich zu den Angsterkrankungen gerechnet (Hand 1988, 1990) und deshalb in diesem Beitrag nicht weiter diskutiert.

Die *Klassifikation* der Angsterkrankungen wurde in den vergangenen Jahren mehrfach geändert - von der ätiologisch (psychodynamisch) orientierten in ICD 9 hin zu deskriptiv-syndromalen in DSM-III und DSM-III-R.

Die beigefügte Tabelle 1 zeigt diese Veränderungen der Klassifikation im Überblick (in Anlehnung an Hand 1990).

Tabelle 1. Klassifikation und Diagnostik der Angsterkrankungen: ICD-9, DSM-III, DSM-III-R

ICD-9 Neurosen	DSM-III Störungen			DSM-III-R Störungen		
300.2 Phobie	300.2X	Agoraphobie	Phobische S.	300.21	Panik S. mit Agoraphobie	Angst S.
	300.21	Agoraphobie mit Panik A.		300.01	Panik S. ohne Agoraphobie	
	300.22	Agoraphobie ohne Panik A.		300.22	Agoraphobie ohne Panik S.	
	300.23	Soziale Phobie		300.23	Sozialphobie	
	300.29	Einfache Phobie		300.29	Einfache Phobie	
300.0 Angstneurose	300.01	Panik S.	Angst Zust.	300.30	Zwang S.	
	300.02	Generalisiertes Angst S.		300.89	Posttraumat. Belastungs R.	
300.3 Zwangsneurose	300.30	Zwang S.		300.02	Generalisierte Angst S.	
	308.30	Posttraumat. Belast. R akut		300.00	Angst S. NAA	
	309.81	Posttraumat. Belast. R verzögert				
	300.00	Atyp. Angst S.				

Während in DSM-III die Phobien, insbesondere die Agoraphobie, noch die „Leitstörung" waren, ist in DSM-III-R das Paniksyndrom als hierarchisch höchstwertige Angststörung in den Vordergrund getreten. Obwohl bei der Konstruktion von DSM-III und III-R explizit auf ätiologische Konzepte verzichtet werden sollte (um z. B. nichtbewiesene analytische Konstrukte zur Neurosenlehre zu vermeiden), ist mit dem Paniksyndrom als einer angeblich endogenen Erkrankung ein nicht weniger hypothetisches, nunmehr allerdings biologisches Konstrukt wieder in DSM-III-R „hineingemogelt" worden. Die daraus, vor allem in den USA, abgeleiteten medikamentösen Behandlungskonsequenzen - jede Angsterkrankung, bei der ein Paniksyndrom diagnostiziert wird, muß, unabhängig welche anderen Maßnahmen noch ergriffen werden, psychopharmakologisch mit Antidepressiva oder Tranquilizern dauerbehandelt werden - sind inakzeptabel (ausführliche Kritik am Panikkonstrukt in Hand u. Wittchen 1986; Hand 1984, 1989, 1990).

Die wohl 1992 erscheinende ICD 10 versucht im Bereich der Angsterkrankungen offenbar eine Kombination von ICD 9 und DSM-III-R.

Die weitaus meisten Patienten mit Angsterkrankungen suchen mit unspezifischen psychovegetativen oder umschriebenen funktionellen Organbeschwerden initial den Hausarzt oder den somatomedizinischen Spezialisten auf; sie sind also typische Patienten der *somatomedizinischen Primärversorgung*. Die psychiatrische Praxis wird immer noch - vor allem aus Angst vor sozialer Stigmatisierung, zunehmend aber auch aus Angst vor einem „Vollgepumpt-werden mit Medikamenten" - solange wie möglich (meist bis zum Auftreten schwerer sekundärer Depressionen) gemieden.

In verhaltenstherapeutische Ambulanzen kommen Angstkranke, die dann bis zu 80% medikamentös vorbehandelt sind, bisher erst 4-12 Jahre nach Erstauftreten der Beschwerden; sie stellen jedoch nur einen äußerst geringen Prozentsatz der Gesamtgruppe von Patienten mit chronisch verlaufenden Angsterkrankungen dar.

Diese Situation scheint sich in den vergangenen Jahren, im Zusammenhang mit der erheblichen Zunahme ambulanter verhaltenstherapeutischer Behandlungsangebote, in Richtung auf häufigere Früh- oder sogar Erstkontakte bei Verhaltenstherapeuten zu verschieben. Wieweit dies auch zu einem Wechsel der angstkranken Patienten aus der medizinischen in eine - gesetzlich (noch) nicht sanktionierte - psychologische Primärversorgung führen wird, hängt davon ab, wie sehr die Verhaltenstherapie in die medizinische Versorgung integriert wird; gegenwärtig werden etwa 90% der verhaltenstherapeutischen Leistungen im Rahmen der kassenärztlichen Versorgung über Psychologen im Delegationsverfahren erbracht.

Angstpatienten sollten in der Regel ambulant behandelt werden. Stationäre Aufnahmen in psychiatrische, verhaltenstherapeutische oder tiefenpsychologisch orientierte Kliniken erfolgen häufiger aus Mangel an adäquaten ambulanten Behandlungsangeboten als aus therapeutischer Notwendigkeit.

Die Risiken bei einer Fehldiagnostik oder Fehlbehandlung von Angsterkrankungen sind:

- Sekundäre Sucht, nachdem initial Alkohol, Drogen oder auch Tranquilizer zur Angstbewältigung selbst eingesetzt bzw. letztere verschrieben wurden. Dabei muß bei chronifizierter Einnahme von Alkohol oder Benzodiazepinen bei vielen Patienten mit einer erheblichen Verstärkung der Angstbereitschaft (im Gegensatz zu dem akut oft angstdämpfenden Effekt) gerechnet werden (Benos 1990).
- Chronische Depression als Reaktion auf die z. T. extreme Minderung der Lebensqualität durch die Folgen der Angsterkrankung.
- Weitere Chronifizierung früherer Entwicklungsdefizite: Die nicht seltenen frühen sozialen Defizite bei Angstkranken werden durch die Konsequenzen der Angsterkrankung selbst (Meidung vieler Situatio-

nen des Alltagslebens) nicht nur chronifiziert, sondern durch den Verlust bereits erworbener Teilkompetenzen zusätzlich intensiviert.

- Emotional-kognitive Nivellierung und Beeinträchtigung der Lebensqualität (z. B. Anorganismie bei Clomipramin) durch undifferenzierte, hochdosierte und multiple Psychopharmaka-Dauermedikation.
- Abbau primärer Therapiemotivation mit schließlich resignativem Rückzug in die Krankheit, „die Ärzte können ja doch nicht helfen". Dieses Ereignis tritt um so früher ein, je stärker sich ein Patient durch Nebenwirkungen und (oder) fehlende Positiveffekte von Psychopharmaka und durch fehlende bzw. ineffektive therapeutische Ratschläge des Behandlers enttäuscht fühlt.

Verhaltenstherapeutische Behandlungsformen

Therapierelevante Diagnostik

In der Verhaltenstherapie (VT) wird die *Indikationsstellung für* eine *„Symptomtherapie"*, eine *„multimodale VT"* oder eine *„Therapie am Symptom vorbei"* (sog. Ursachentherapie) aus einer hierarchisierten Diagnostik abgeleitet:

- Somato- und Psychopathologie dienen dem Ausschluß körperlicher oder psychischer Grunderkrankungen als mögliche Ursachen einer Angstsymptomatik (d. h. Ausschluß möglicher Kontraindikationen).
- Ableitung der Indikation für eine der drei o. a. Vorgehensweisen aus den Bedingungs-, Funktions- und Motivationsanalysen der VT (Einzelheiten in Hand 1986, 1990).

Der Einsatz spezifischer VT-Techniken für Angsterkrankungen sollte nur nach entsprechender Absicherung erfolgen, da einige Verfahren (s. unten) im falschen Kontext ein Risiko für den Patienten darstellen.

Am Ende der Diagnostikphase sollten folgende Bereiche abgeklärt sein:

1. Eigen- bzw. Fremdmotivation des Patienten zur Therapieaufnahme;
2. direkt und indirekt erkennbare Problembereiche, neben den primär vorgetragenen Symptomen und Beschwerden;
3. Bedingungen und Funktionen vorgetragener Symptome und Problembereiche;
4. frühere und gegenwärtige Kausalzusammenhänge zwischen primär vorgetragenen Symptombeschwerden und übrigen Problembereichen;
5. Abgrenzung der intraindividuellen gegenüber den interaktionellen Funktionen der vorgetragenen Beschwerden;
6. vermutete Konsequenzen eines Symptomabbaus aus der Sicht des Patienten und aus der Sicht des Therapeuten (vgl. auch Pkt. 10);
7. Ablauf und Bedingungen des Symptomverhaltens selbst: Die Analyse des primär vorgetragenen Symptomverhaltens wird ergänzt durch eine präzise Testdiagnostik, auch im Bereich weiterer neurotischer Symptombildungen. Die daraus resultierenden unterschiedlichen Symptomkonfigurationen und deren Veränderungen über die Zeit scheinen Rückschlüsse auf Motivationsstand, „Tiefe" der Gestörtheit, Therapieverlauf und Prognose zu ermöglichen;
8. Symptombildungen oder andere besondere Reaktionsweisen auf frühere biologische, soziale und intrapsychische Entwicklungsphasen (z. B. Pubertät, Schulabschluß, Verlassen des Elternhauses etc.);
9. soziale Kompetenz und emotionale Ausdrucksfähigkeit, insbesondere auch in Zweierbeziehungen (aktuelle Modellsituationen: Patient-Therapeut-Beziehung);
10. Ausmaß und Qualität von eigeninitiiertem „Alternativverhalten" über die ge-

samte Persönlichkeitsentwicklung bis hin zu den aktuellen Beschwerden.

Wird aus den beschriebenen Analyseschritten die Indikation für eine Symptomtherapie abgeleitet, so erfolgt die *Mikroanalyse des Symptomverhaltens*, wobei drei grundsätzlich unterschiedliche Formen von Angsterkrankungen zu differenzieren sind:

1. *Situationsspezifische Phobien*. Diese gehen etwa zur Hälfte mit situationsgebundenen Angstattacken einher. Ihre Kombination mit situationsunabhängigen, spontanen Panikattacken ist sicher sehr viel seltener, als nach DSM-III-R (fehl-)diagnostiziert (s. 3). Das phobiespezifische Meidungsverhalten variiert in Abhängigkeit von unterschiedlichen Faktoren (Einzelheiten in Hand 1989, 1990).
   Die posttraumatische Streßstörung ist den Phobien sehr ähnlich und kann wie diese behandelt werden.
2. Die *generalisierte Angststörung*, die durch chronifizierte, eher unspezifische und in der Intensität wenig fluktuierende Ängste/Ängstlichkeit bei gleichzeitig konstant erhöhter psychophysiologischer Reaktionsbereitschaft bzw. Erregungsniveau charakterisiert ist.
3. Die (endogene) *Panikstörung* nach DSM-III-R, die ohne erkennbaren Auslöser auftreten soll und ohne spezifisches Meidungsverhalten auftreten kann. In den Mikroanalysen des Symptomverhaltens stellen sich die meisten „spontanen" Panikattacken jedoch als spezifische Reaktion auf maladaptive kognitive Konstrukte heraus: entweder werden phobische Situationen gedanklich oder bildlich vorgestellt, oder plötzlich auftretende körperliche Mißempfindungen werden fehlinterpretiert (s. Hand 1990; Margraf u. Schneider 1989).

Angstspezifische Behandlungsformen

Die Verhaltens- und Kognitiven-Therapien für Angst, Panik und Meidungsverhalten setzen sich auf der Basis der beschriebenen Diagnostik aus folgenden Elementen zusammen (aus Hand 1990):

Angst-Management-Training. Bei Phobien mit Panik und bei Panik-Störung („Spontane" Panik-Attacken)
- via Exposition in vivo (Exposition-Reaktions-Management Training, Hand 1989, 1990)
- via kognitive Restrukturierung (Margraf u. Schneider 1989)

Angst-Meidungs-Training. Bei Phobien ohne Panik/mit Meidung
- „Platzangst" (Mathews et al. 1988), ein Selbsthilfe-Manual für Agoraphobie.

Entspannungs-Training. Bei Phobien und anderen Angststörungen mit kontinuierlich erhöhtem psychophysiologischen Erregungsniveau
- Progressives-Entspannungs-Training (Bernstein u. Borkovec 1973)
- „Applied relaxation" (Öst 1987)
- Biofeedback training (muskuläre Entspannung, Atemtechniken u. ä.)

Training von alternativem Verhalten.
- Für Verhaltens-Defizite (soziale und/oder Problemlöse-Fertigkeiten)
- Freizeit- und berufliche Aktivitäten.

Bei der generalisierten Angsterkrankung und bei Phobien ohne Angstattacken, aber mit ausgeprägtem Meidungsverhalten, wird eher Exposition mit Angst-Meidungs-Training, bei Phobien mit situativen Angstattacken und bei spontanen Panikattacken wird eher Exposition mit Angst-Management-Training zur Anwendung kommen. Entspannungstraining ist im Rahmen von Angst-Meidungs-Training sinnvoll, im Rahmen von Angst-Management-Training überflüssig. Die Notwendigkeit zum Training alternativen Verhaltens ergibt sich bei Vorliegen früher (etwa sozialer) Defizite; die Mehrzahl der Angst-

patienten, insbesondere der Phobie- und Panikpatienten, kann nach erfolgreicher Symptomtherapie jedoch eigenständig auf früher angelegte Kompetenzen zurückgreifen.
Das Angst-Meidungs-Training ist aus dem Desensibilisierungsmodell, das Angst-Management-Training aus dem Flooding-Modell hervorgegangen. Sie beinhalten daher unterschiedlich intensive Exposition zu (Konfrontation mit) angstauslösenden Reizen (nach Hand 1990):

Desensibilisierungs-Modell	*Flooding-Modell*
Konfrontation sehr gestuft (Prinzip „der kleinen Schritte“) Meidung von Angst/Panik	Konfrontation rasch und intensiv (Prinzip „wer wagt gewinnt“) Induktion von Angst/Panik
Entspannungs-Training zur Meidung der Angst	Management-Training von induzierter Angst/Panik führt indirekt zur Entspannung
Antidepressiva, Anxiolytika oder Betablocker können Beginn von (Selbsthilfe-)Übungen erleichtern	Anxiolytika behindern Therapieprozeß; Antidepressiva gelegentlich anfangs hilfreich, meist verzichtbar, mitunter hinderlich
Durchführung in der Regel in angeleiteter Selbsthilfe	Durchführung in der Regel therapeutengeleitet (bevorzugt in Gruppen)

Bei *Exposition mit Angst-Meidungs-Training* sind all jene Maßnahmen sinnvoll, die ein sehr vorsichtiges, gestuftes Herangehen an angstauslösende Situationen oder einen „streßfreien“ Abbau chronischer Ängstlichkeit fördern; phobische Patienten ohne situative Panik lernen auf diese Weise, ihren Aktionsradius wieder auszuweiten, ohne stärkere Angst zu empfinden. Diese Vorgehensweise ist jedoch wesentlich weniger geeignet bei solchen Patienten, die situationsgebundene oder spontane Angst- bzw. Panikattacken erleben: selbst wenn bei diesen das Angst-Meidungs-Verfahren initial erfolgreich war, besteht eine hohe Rückfallgefahr (in phobisches Meidungsverhalten und hohe Erwartungsangst weiterer Panikattacken), sobald nach Therapieende eine erneute Panikattacke auftritt. Da die Patienten im Angst-Meidungs-Training keine Bewältigungsstrategien für bereits aufgetretene hohe Angst erlernt haben, kann sehr schnell, insbesondere unter belastenden Lebenssituationen, ein vollständiger Rückfall in die alte Symptomatik eintreten (s. auch Fiegenbaum 1986).
Neben der o. a. Indikation aus der Art der Angsterkrankung ist das Angst-Meidungs-Training, unabhängig von der Art der Angsterkrankung, bei folgenden „Persönlichkeits-“Merkmalen vorzuziehen: in der Vorgeschichte eine ausgeprägte Distreß-Intoleranz (i. S. der avoidant personality disorder nach DSM-III-R) und daher entweder Ablehnung eines Angst-Management-Trainings oder Risiko heimlicher Benzodiazepineinnahme während der Übungen; zwanghaft-rigide Persönlichkeitsentwicklung, mit der Unfähigkeit, emotionale Durchbrüche zuzulassen - solche Patienten würden bei Beteiligung an einem Angst-Management-Training konstant hochgradig ge-/ver-spannt sein, aber keine Panikdurchbrüche zulassen und dementsprechend die gewünschte Lernerfahrung nicht machen können. Schließlich ist Angst-Meidungs-Training bei vielen Patienten vorzuziehen, die ihre Angsterkrankung in erster Linie über Selbsthilfemaßnahmen abbauen wollen oder - mangels spezifisch ausgebildeter Therapeuten - müssen, da das Angst-Meidungs-Training bei Selbstanwendung wesentlich weniger Risiken enthält als das Angst-Management-Training.
Im Gegensatz dazu beinhaltet *Exposition mit Angst-/Panik-Management-Training*, etwa in der von uns seit 1976 angewandten Form (Einzelheiten in Hand 1989, 1990), das Erler-

nen kompetenter Bewältigungsmöglichkeiten für eine bereits aufgetretene Panik; darüber hinaus beinhaltet dieses Training aktiven Umgang mit Depressionen und generell eine Erhöhung der Distreß-Toleranz. Die Therapiesitzungen selbst sind allerdings sehr viel fordernder, „stressiger" als die im Angst-Meidungs-Training. Dennoch beträgt die Ablehnungsquote bei jenen Patienten, bei denen dieses Vorgehen indiziert ist, bei entsprechend guter motivationaler Vorbereitung nur 10-20%.

Das Angst-Management-Training ist bei allen Angstpatienten, die Angst- oder Panikattacken in der Vorgeschichte zeigen, das effektivste Verfahren; bei nur mäßig reduzierter Distreß-Toleranz in der Vorgeschichte läßt sich im Rahmen dieses Trainings auch die Distreß-Toleranz deutlich erhöhen.

In den *Langzeitergebnissen* (1-10 Jahre nach Therapieende) ergibt sich für die Gesamtgruppe der Phobien bei dem Angst-Management-Training eine Erfolgsquote zwischen 50 und 99%, je nach Art der Angsterkrankung und Subtyp innerhalb einer Diagnosegruppe. Die Erfolgsquote bei Angst-Meidungs-Training im Selbsthilfeverfahren liegt, unabhängig von den o. g. Untergruppen, demgegenüber durchgängig bei etwa 50%; dieses Ergebnis ist allerdings bisher erst an wesentlich kleineren Zahlen als das für Angst-Management-Training überprüft (Einzelheiten zu den Langzeiteffekten beider Therapieverfahren in Hand 1989, 1990; Fiegenbaum 1986).

Ausmaß oder Häufung von Angst- oder Panikattacken beeinflussen das Ergebnis mit Angst-Management-Training in keiner Weise negativ. Auch dies belegt, daß die Diagnostik der Panikstörung nach DSM-III-R völlig unbegründet zu der Konsequenz medikamentöser Dauerbehandlung führt. Selbst wenn die Panikstörung eine endogen-biologische Störung wäre, beeinträchtigt sie den Panikpatienten auch bei hoher Frequenz ihres Auftretens nur zu etwa 0,5% seiner Wachzeit; sofern sie ihn in den übrigen 99,5% seiner Wachzeit beeinträchtigt, ist dies lediglich die Folge von kognitiver Fehlverarbeitung oder von Meidungsverhalten - und die sind sicher sehr viel besser durch verhaltenstherapeutisch-kognitive Interventionen als durch Dauermedikation zu verändern.

Verhaltenstherapeutisch orientierte Primärversorgung

Für eine adäquate Primärversorgung von Angstpatienten sind 2 Grundvoraussetzungen erforderlich:

- Zeit - oder ein Kollege, der diese hat. Wer Angst erlebt und sie noch ausleben kann, will auch ausreden dürfen.
- Nicht nur Verständnis für den Patienten als Person, sondern auch eingehendere Kenntnis der Angsterkrankungen. Ein- bis dreitägige Seminare und/oder das Studium spezifischer Bücher (s. unten) können bereits äußerst hilfreich sein. Auch hierfür benötigt der Arzt nochmals Zeit.

Sind die Ausgangsbedingungen gegeben oder herstellbar, kann folgende Vorgehensweise aus einer Kombination verhaltenstherapeutischer Grundelemente und bisheriger, auch pharmakotherapeutischer, Erfahrungen versucht werden:

1. *Information des Patienten* und, wo indiziert, von Angehörigen über grundsätzliche Merkmale von Angsterkrankungen und spezifische Aspekte seiner Angststörung, sowie über die dafür zur Verfügung stehenden Behandlungskonzepte.
   Diese Information kann auch in Form von Gruppenseminaren mit symptomhomogenen Gruppen oder in Angehörigenseminaren (möglichst Angehörige von Patienten mit gleicher Angsterkrankung in eine Gruppe nehmen) oder in Paar-/Familiengesprächen erfolgen. Neben der Ökonomisierung der Informationsvermittlung bieten besonders die Gruppen für einen Gutteil der Patienten bzw. Angehörigen

die Möglichkeit, aus der Informationsgruppe mit Eigeninitiative eine Selbsthilfegruppe zu formen, und damit die erwünschte Aktivierung des Selbsthilfepotentials bereits in diesem Stadium zu beginnen. Die Informationsphase kann durch den Einsatz von für die Betroffenen geschriebener, verhaltenstherapeutisch orientierter Literatur erheblich intensiviert werden; über ein breiteres Spektrum von Angsterkrankungen informieren u. a. Marks (1977), Fensterheim u. Baer (1985), Hennhofer u. Heil (1975); für religiös orientierte Patienten mit Angsterkrankungen empfiehlt sich zusätzlich Ledergerber (1988). Ein Buch sollte jedoch erst dann empfohlen werden, wenn es vom Arzt selbst durchgearbeitet wurde - nicht zuletzt deshalb, damit dem Patienten entsprechend seiner spezifischen Problematik konkrete Abschnitte/Kapitel und nicht pauschal das Gesamtwerk zum Selbststudium empfohlen werden können (Erhöhung der Compliance).

2. Intensive *Motivationsarbeit für nichtmedikamentöse Bewältigungsversuche* der Krankheitssymptomatik. Auch hierbei kann die o. a. Literatur eingesetzt werden. Mit Hilfe der dortigen Anregungen kann der Patient unterstützt werden, eigene Übungsschritte vorzuschlagen und zwischen den einzelnen Sprechstundenterminen zu probieren. Für den verhaltenstherapeutisch unerfahrenen Arzt besteht z. B. im Bereich der Agoraphobie die Möglichkeit des Einsatzes eines sehr einfach und klar formulierten Selbsthilfemanuals („Platzangst", Mathews et al. 1988) mit je einem Teil für den Patienten und für Angehörige. Hier wird die Vorgehensweise bei dem Angst-Meidungs-Training detailliert beschrieben. Nicht selten wird von Patienten die Seite mit den „zehn Regeln für den Umgang mit Angst" herausgetrennt und wie ein magisches Amulett als „Sicherheit" in phobische Situationen mitgenommen. Für den Therapeuten gibt es ein eigenes Manual über die optimale Beratung von Patient und Angehörigen bei diesen Selbsthilfeschritten („Agoraphobie", Mathews et al. 1988). Für die Betreuung von Panikpatienten ist das entsprechende Therapeutenmanual von Margraf u. Schneider (1989) eine große Hilfe; es ermöglicht die Ableitung klarer Informationen, Verständnismodelle und Handlungsanleitungen für den Patienten. Eine detaillierte Einzelfall-Darstellung einer Angst-Management-Therapie bei schwerer Panik geben Hand u. Schröder (1989).
3. Sind die Schritte 1. und 2. in der Praxis nicht realisierbar, erscheint der Patient aber dennoch für nichtmedikamentöse Bewältigungsversuche motivierbar, so sollte er spätestens jetzt zum Verhaltenstherapeuten überwiesen werden.
4. Sind die Schritte 1.-3. nicht realisierbar, besteht aber eine deutliche Beeinträchtigung der Lebensführung durch die Angsterkrankung, dann sollte spätestens jetzt ein *medikamentöser Behandlungsversuch* unternommen werden.
   Jeder Medikamentenverordnung sollte eine eingehende Information über Wirkungen und Nebenwirkungen der in Frage kommenden Mittel und die *aktive Einbeziehung des Patienten* in den Entscheidungsprozeß vorausgehen. Anderenfalls ist mit Abbruchquoten zwischen 25% und 40% zu rechnen.
   Antidepressiva sind, bei erfolglosem Versuch der Umsetzung der Schritte 1.-3., die medikamentöse Therapie der Wahl bei Angsterkrankungen. In den amerikanischen Publikationen der letzten Jahre werden bei Angsterkrankungen im engeren Sinne Imipramin und die Serotonin-Reuptake-Hemmer Fluvoxamin und Fluoxetin favorisiert; bei der Zwangserkrankung wird neben den beiden Serotonin-Reuptake-Hemmern auch Clomipramin für besonders wirksam gehalten, wobei allen dreien unabhängig von ihrer antidepressiven Wirksamkeit ein spezifischer Effekt auf Zwänge zugeschrieben wird. In den meisten Publikationen zu den genannten

Psychopharmaka werden die Erfolgsquoten bei den Angsterkrankungen jedoch unrealistisch hoch angegeben, und Publikationen zu den Auswirkungen von Absetzversuchen sind sehr selten (die wenigen beschreiben überwiegend sehr hohe Rückfallquoten).

Für die trizyklischen Antidepressiva (z. B. Imipramin) wird eine niedrige Initialdosis von 25 mg, mit Steigerung um 25 mg etwa alle 4 Tage, zur Vermeidung starker initialer Nebenwirkungen empfohlen; ein Wirkungseintritt soll bei den meisten Patienten erst nach 3- bis 5wöchiger Medikation in einer Höhe von 125-150 mg pro Tag zu erwarten sein; die Behandlungsdauer soll mindestens ½ Jahr betragen, wobei noch überhaupt keine Kriterien für die Beendigung der Medikationsphase vorliegen.

In der Bundesrepublik Deutschland scheint Sulpirid in einer Dosierung von 2 × 50 bis 3 × 50 mg/Tag bei Angsterkrankungen recht häufig angewendet zu werden; wir selbst haben damit mindestens ebenso gute Effekte wie mit den o. g. Medikamenten, bei einem Wirkeintritt meist schon innerhalb weniger Tage, beobachten können. In einem Dosierungsbereich von 400-600 mg/Tag scheint Sulpirid einen sehr spezifischen Effekt auf Denkzwänge mit entsprechender Entlastung der Patienten zu haben. Leider gibt es zu diesem Präparat bis heute keine verwertbaren Forschungsdaten in diesen Indikationsbereichen.

Neuroleptika werden in der Bundesrepublik niedrigdosiert bei Angsterkrankungen ausgesprochen häufig eingesetzt. Die Effekte sind nicht hinreichend dokumentiert, die Gefährdung in Richtung Spätdyskinesien bei Langzeit-Niedrigdosierungen ist noch unzureichend beurteilbar.

Tranquilizer werden bei Angsterkrankungen wohl am häufigsten verordnet, obwohl sie gerade bei diesen Störungen nur äußerst selten indiziert sind. Besonders die sehr rasch und ausgeprägt anxiolytischen Tranquilizer haben ein hohes Suchtpotential. Tranquilizer, die für Angstpatienten entwickelt wurden, haben nicht nur bei diesen ein erhebliches Risiko der Induktion einer süchtigen Entwicklung, sie werden darüber hinaus nur allzu oft von primären Suchtpatienten konsumiert.

Es gibt für Tranquilizer bei Angsterkrankungen nur zwei eindeutige Indikationen:

a) der „Angst-Notfall" mit schwerer Panikattacke bei einer Sprechstunden- oder Nachtdienst-Situation, in der zeitraubendere nichtmedikamentöse Interventionen nicht durchführbar sind;

b) der Tranquilizer in der „Amulett"-Funktion bei solchen Patienten, die „mit der Pille in der Tasche" mutig vorher ängstlich gemiedene Situationen aufsuchen können, im Vertrauen darauf, daß „im Falle eines Falles die Pille sofort hilft", und die mit dieser Erwartungshaltung nur äußerst selten die Tranquilizer auch wirklich einnehmen. Hier hilft der magische Glaube an den Tranquilizer, die aus verhaltenstherapeutischer Sicht erwünschte Motivation zu Selbsthilfeübungen drastisch zu erhöhen (vergleichbare Funktion von Verhaltens-„Regeln" s. oben).

Diese *Empfehlungen zur Medikation* können nur *mit Vorbehalten* gemacht werden, da die quantitativ wichtigste Fragestellung in diesem Bereich bisher überhaupt nicht untersucht wurde: Welcher Prozentsatz der Angstpatienten, die in der ärztlichen Primärversorgung pharmakotherapeutisch behandelt werden, bessert sich hinreichend; wie oft und nach welcher Zeit kann die Medikation dann ohne Rückfall abgesetzt werden; welche objektiv und/ oder subjektiv schwerwiegenden Nebenwirkungen werden verzeichnet?

In den Verhaltenstherapiepraxen und Forschungseinrichtungen erscheinen weit überwiegend Non-Responder, Drop-Outs oder Ablehner von Pharmakotherapien. Die internationalen Multicenter-Psychopharmakastudien der letzten Jahre legen allerdings nahe, daß Responder bei Pharmakotherapien nur so lange feststellbar sind, wie diese nicht abgesetzt werden. Ob diese Ergebnisse der zahlenmäßig sehr viel umfangreicheren Praxiserfahrung entsprechen, wurde nie untersucht. Nur in Kooperation von Praxen und universitären Forschungseinrichtungen wäre sie zu beantworten.

5. Unabhängig davon, ob der Angstpatient zu den Schritten 1.-2. oder 4. motivierbar war, sollte aus den initialen diagnostischen Gesprächen erkennbar werden, ob dem Patienten für die *Behandlung anderer Problembereiche,* die direkt oder indirekt die Angsterkrankung aufrechterhalten, spezifische zusätzliche Hilfestellung anzuraten und zu vermitteln ist.

Literatur

Benos J (1990) Führt Alkohol zu Angstsyndromen? Psycho 16: 15-23

Bernstein DA, Borkovec TD (1973) Progressive relaxation training: A manual for the helping professions. Research Press, Champaign, Ill.

Fensterheim H, Baer J (1985) Leben ohne Angst - Unsicherheiten, Ängste, Phobien erkennen, verstehen, beherrschen, 3. Aufl. Goldmann, München

Fiegenbaum W (1986) Longterm efficiency of exposure in vivo for cardiac phobia. In: Hand I, Wittchen HU (eds) Panic and phobias - empirical evidence of theoretical models and longterm effects of behavioral treatments. Springer, Berlin Heidelberg New York Tokyo

Hand I (1984) Verhaltenstherapie und Psychopharmaka bei Phobien? In: Götze P (Hrsg) Leitsymptom Angst. Springer, Berlin Heidelberg New York Tokyo

Hand I (1986) Verhaltenstherapie und kognitive Therapie in der Psychiatrie. In: Kisker KP et al. (Hrsg) Psychiatrie der Gegenwart, Bd 1. Springer, Berlin Heidelberg New York Tokyo

Hand I (1988) Verhaltenstherapie als Kurzzeit-Psychotherapie. Prax Psychother Psychosom 33: 268-277

Hand I (1989) Verhaltenstherapie bei schweren Phobien und Panik - psychologische und medizinische Aspekte. In: Hand I, Wittchen HU (Hrsg) Verhaltenstherapie in der Medizin. Springer, Berlin Heidelberg New York Tokyo

Hand I (1990) Verhaltenstherapie bei Angsterkrankungen. In: Möller H (Hrsg) Therapie psychiatrischer Erkrankungen. Enke, Stuttgart

Hand I, Schröder G (1989) Vagovasale Ohnmacht bei der Blut-Verletzungs-Katastrophen-Phobie. In: Hand I, Wittchen HU (Hrsg) Verhaltenstherapie in der Medizin. Springer, Berlin Heidelberg New York Tokyo

Hand I, Wittchen HU (Hrsg) (1986) Panic and phobias - empirical evidence of theoretical models and longterm effects of behavioral treatments. Springer, Berlin Heidelberg New York Tokyo

Hennenhofer G, Heil K (1975) Angst überwinden - Selbstbefreiung durch Verhaltenstraining. Rowohlt, Reinbek

Ledergerber K (1988) Keine Angst vor der Angst - ihre Überwindung durch Einsicht und Vertrauen. Herder, Freiburg/Brsg

Margraf J, Schneider S (1989) Panik: Angstanfälle und ihre Behandlung. Springer, Berlin Heidelberg New York Tokyo

Marks IM (1977) Bewältigung der Angst. Springer, Berlin Heidelberg New York Tokyo

Marks I (1987) Fears, phobias and rituals. Oxford University Press, Oxford

Mathews A, Gelder M, Johnston D (1988) Platzangst - eine Anleitung zur Durchführung einer Exposition in vivo, unter Einsatz eines Selbsthilfemanuals. Springer, Berlin Heidelberg New York Tokyo

Mathews A, Gelder M, Johnston D (1988) Agoraphobie - eine Anleitung zur Durchführung einer Exposition in vivo, unter Einsatz eines Selbsthilfemanuals. Springer, Berlin Heidelberg New York Tokyo

Öst LG (1987) Applied relaxation: Description of a coping technique and review of controlled studies. Behav Res Ther 25: 397-409

Wittchen HU, Zerssen D von (1988) Verläufe behandelter und unbehandelter Depressionen und Angsterkrankungen. Springer, Berlin Heidelberg New York Tokyo

Diskussion

Müller-Spahn: In Ihrer Auflistung von Antidepressiva, die in der Behandlung von Angsterkrankungen zum Einsatz kommen können, fehlen die Monoaminooxidasehemmer. In Amerika werden bei der Behandlung der atypischen Depression, die vorwiegend durch die Angstsymptomatik charakterisiert ist, Monoaminooxidasehemmer neben Antidepressiva vom Imipramin-Typ als die bevorzugten und klinisch relevant erfolgreichen Antidepressiva empfohlen. Welche Gründe haben Sie dazu veranlaßt, Monoaminooxidasehemmer nicht zu nennen?

Hand: Mir sind Studien bekannt, nach denen MAO-Hemmer bei Angsterkrankungen empfohlen werden. Da jedoch bei MAO-Hemmern besondere Vorsichtsmaßnahmen eingehalten werden müssen, sind hinsichtlich der Compliance im Vergleich zum Einsatz anderer Antidepressiva noch größere Probleme zu erwarten. - Faßt man die Erkenntnisse aller internationalen Studien synoptisch zusammen, muß bei der medikamentösen Therapie mit Ablehnungsquoten um 25% gerechnet werden und bei Angst- und Zwangspatienten darüber hinaus mit Abbruchquoten um nochmals 25%. Diese Abbruchquote ist auf die oft rasch eintretenden unangenehmen Nebenwirkungen (die ihrerseits die Ängste der Angstkranken noch verstärken), bei häufig in den ersten 3-5 Wochen noch ausbleibenden Positiveffekten, zurückzuführen. Höhere Compliance ist hier nur über ausführliche Aufklärung, intensive stützende Gespräche und individualisierte Dosierung erreichbar. Dies scheint besonders auch für die neuen Serotonin-Reuptake-Hemmer Fluvoxamin und Fluoxetin aufgrund von deren Nausea-Nebenwirkung zu gelten. Beim Einsatz von Imipramin und Clomipramin in der Behandlung von Angst- bzw. Zwangserkrankungen scheinen in der Vergangenheit Abbrüche durch zu rasche Hochdosierung und fehlende Wirksamkeit durch zu niedrige Dauerdosierung bedingt gewesen zu sein. - Bei Angstpatienten empfehle ich eine Dosierung von 25 mg eines trizyklischen Antidepressivums, die man nach einer Woche auf 50 mg erhöhen kann. Diese Dosis soll dann mindestens über 3-5 Monate verabreicht werden, bevor man sich eine abschließende Meinung über die Wirksamkeit des Präparates bildet. Wir konnten in der Tat bei unseren Patienten nach längerer Behandlung Therapieerfolge beobachten, mit denen wir nicht gerechnet hatten. Es war allerdings schwer zu beurteilen, welcher Teil der beobachteten Symptombesserungen Spontanremissionen sind und welcher Anteil medikamentenbedingt ist.

v. Zerssen: In die Empfehlungen zur medikamentösen Behandlung von Angsterkrankungen sollten wir auch die β-Blocker aufnehmen, die ein sehr geringes Nebenwirkungs- und Abhängigkeitspotential haben. Wir setzen β-Blocker z. B. zu Beginn einer Expositionsbehandlung ein, wo es nicht darauf ankommt, daß der Patient seine Angst voll erlebt, was die Behandlung sehr aversiv machen könnte, und schleichen dann unter der Expositionsbehandlung mit dem β-Blocker aus. - Sie haben Komorbidität in dem Sinne erwähnt, daß man z. B. bei depressiven Syndromen auf eine im Hintergrund stehende Angsterkrankung achten soll. Meines Erachtens stellt sich das Problem ebenso häufig umgekehrt, daß bei Angstpatienten eine gleichzeitig bestehende Depression nicht erkannt und im Therapiekonzept auch nicht berücksichtigt wird. Nach allen einschlägigen Untersuchungen [s. Hecht, H.; von Zerssen, D.; Krieg, C.; Pössl, J.; Witten, H.-U. (1989) Anxiety and depression: Comorbidity, psychopathology and social functioning, Compr. Psychiatry 30: 420-433] handelt es sich hierbei in der Regel um Patienten, die auch im sozialen Bereich schwerstgestört sind, so daß die Einbeziehung des sozialen Umfeldes äußerst wichtig ist. - Ihre Empfehlung, bei diesen Patienten eine Überweisung an einen psychologischen Verhaltenstherapeuten ins Auge zu fassen, möchte ich unterstützen.

Rüther: Hinsichtlich des Einsatzes von Neuroleptika in der Behandlung von Angsterkrankungen besteht z. Z. die Tendenz, daß man wegen möglicherweise auftretenden unerwünschten Wirkungen in der Langzeittherapie von einer Therapieempfehlung mehr und mehr abkommt. Meines Erachtens muß der mögliche Einsatz eines Neuroleptikums differenzierter beurteilt werden, da es sich hier um eine Indikation handelt, die nur einer Behandlungsdauer von einigen Monaten und keiner Langzeittherapie bedarf. Es gibt Studien [Kampfhammer H. P., Rüther E. (1987), Depot-Neuroleptika, Springer, Heidelberg], die eine gute Wirksamkeit von niedrigdosierten Neuroleptika bei generalisierten Angsterkrankungen zeigen. Solange es sich nicht um eine Langzeittherapie handelt, halte ich einen möglichen Einsatz von Neuroleptika in der Behandlung von Angsterkrankungen für gerechtfertigt.

Fichter: Für mich ist bezüglich des Einsatzes von Neuroleptika auch in niedrigerer Dosis über längere Zeit die Frage, inwieweit wir mit der Gefahr der Entwicklung von Spätdyskinesien rechnen müssen, noch nicht genügend wissenschaftlich geklärt.

Rüther: Sofern es sich um eine niedrigdosierte Kurzzeittherapie über wenige Monate handelt, glaube ich nicht, daß es Probleme hinsichtlich der Entwicklung von Spätdyskinesien gibt.

Hand: Zum Einsatz von β-Blockern in der Behandlung von Angsterkrankungen sind mir einige Studien aus dem angloamerikanischen Raum wie auch vom MPI bekannt, deren Ergebnisse jedoch nicht dazu geführt haben, daß β-Blocker von Experten in dieser Indikation breit empfohlen werden. - Dennoch werden β-Blocker bei Angsterkrankungen häufig eingesetzt. Hinsichtlich einer medikamentösen Unterstützung der Exposition in-vivo ist die Wirksamkeit der Antidepressiva besser belegt - vielleicht nur aufgrund der viel zahlreicheren Studien. - Die Einbeziehung des sozialen Umfeldes gehört natürlich zur Therapie hinzu, da gerade das soziale Umfeld durch Verhaltensfehler zur Chronifizierung einer Störung beitragen kann. Inwieweit diese Aufgabe noch in der allgemeinärztlichen Praxis wahrgenommen werden kann, vermag ich nicht zu beurteilen.

Poser: Welche Bedeutung hat das Sulpirid, welches Sie ebenfalls als Medikation in der Behandlung von Angsterkrankungen angeführt haben?

Hand: Meine Empfehlungen entstammen der persönlichen Erfahrung und Gesprächen mit Kollegen. Bei Angsterkrankungen setzen wir Sulpirid in einer Dosierung von 2×50 bis 3×50 mg/Tag in Notfallsituationen ein oder bei Patienten mit sekundärer depressiver Verstimmung. Bei Zwangskrankheiten scheint Sulpirid in der Dosierung von 200-400 mg zwanghafte Kognitionen oft deutlich zu mildern. Es sei allerdings nochmals betont, daß es sich hierbei um klinische Eindrücke handelt, die unbedingt der Überprüfung durch kontrollierte Vergleichsstudien bedürfen.

Linden: Beruht die Wirkung von Antidepressiva bei Angst- und Zwangserkrankungen auf deren antidepressivem Effekt oder ist für die Wirkung eher der analeptische Effekt von Bedeutung, was man als Erklärung dafür heranziehen kann, daß gerade die antriebssteigernden Antidepressiva in dieser Indikation empfohlen werden. Liegen in diesem Zusammenhang Therapieerfahrungen mit anderen Analeptika, z. B. Nootropika wie Piracetam, vor? Wie beurteilen Sie den Einsatz von Neuroleptika, von denen wir wissen, daß sie Meideverhalten unterdrükken können?

Hand: Ob die Wirksamkeit von Antidepressiva bei Angsterkrankungen auf ihrer anxiolytischen oder der antidepressiven Wirkung bzw. auf dem analeptischen Effekt beruht, kann man aus den z. Z. vorliegenden wissenschaftlichen Daten nicht beantworten. Die eindeutigsten Ergebnisse liegen z. Z. im Hinblick auf die Wirksamkeit bei Zwangskrankheiten vor. Alle klinischen Studien, die mit Clomipramin, Fluvoxamin und Fluoxetin in den letzten 3-4 Jahren durchgeführt wurden, haben ergeben, daß die Wirksamkeit auf die Zwangssymptomatik unabhängig von der

Höhe der Depression bzw. von dem gleichzeitigen Vorliegen einer Depression war. Der Wirksamkeit dieser Substanzen scheint demnach die antidepressive Komponente nicht zugrundezuliegen. Zum Wirkmechanismus von Antidepressiva bei den eigentlichen Angsterkrankungen liegen unterschiedliche Untersuchungsergebnisse vor, die eine eindeutige Beantwortung der Frage nicht zulassen. - Der Einsatz von Neuroleptika bei generalisierten Angsterkrankungen, niedrig dosiert und über wenige Monate, ist durch die von Herrn Rüther genannten Untersuchungen recht gut abgesichert. Wir beobachten allerdings seit Jahren, daß auch Patienten mit anderen Angsterkrankungen in großer Zahl mit Depot-Neuroleptika dauerbehandelt werden und erst nach teilweise jahrelanger Behandlung ohne Effekt zu uns in die Ambulanz kommen. Mir sind bisher keine Studien bekannt, die die Wirksamkeit von Neuroleptika bei umschriebenen Phobien mit Meidungsverhalten (mit oder ohne Panik) i. S. eines meidungsreduzierenden Effektes belegen. Vielleicht regt Ihre Anmerkung alle zu solchen Studien an.

Grohmann: Ihre Empfehlungen hinsichtlich einer psychologischen Begleitbehandlung bezogen sich ausschließlich auf die Verhaltenstherapie. In unserer Klinik haben wir im Rahmen der Angstambulanz gute Erfahrungen mit der tiefenpsychologisch orientierten Psychotherapie gesammelt, die ich für empfehlenswert halte. Aus gutachterlicher Sicht halte ich eine Psychoanalyse nur dann für gerechtfertigt, wenn schlüssig nachgewiesen werden kann, daß eine Verhaltenstherapie beim betreffenden Patienten nicht indiziert ist oder bisher erfolglos durchgeführt wurde.

Hand: Die Wirksamkeit von tiefenpsychologisch orientierten Behandlungsverfahren bei Angsterkrankungen ist m. W. nicht durch entsprechende Studien belegt. Auch wenn wir an deren Wirksamkeit glauben, sollte - wie von Herrn von Zerssen angeregt - aufgrund der gesicherten Effizienz und der wesentlich kürzeren Behandlungsdauer die Verhaltenstherapie bei Angsterkrankungen heute die Therapie der Wahl sein; auch andere Vorgehensweisen müßten im Einzelfall spezifisch begründet werden.

Merksätze für die Praxis

Behandlung von Angstpatienten in der ärztlichen Praxis

1. Für den Angstpatienten muß der Arzt Zeit haben oder er muß einen Kollegen zuziehen, der diese Zeit hat!

   Zusätzliche Zeit benötigt der Arzt für seine psychotherapeutische Weiterbildung im weitesten Sinne (einschl. Literaturstudium, Seminarteilnahmen, usw.), die Voraussetzung dafür ist, daß er Angstpatienten erfolgreich behandeln kann.

2. Bei Patienten mit primär vorgetragenen somatoformen Störungen und/oder depressiver Symptomatik sollten differentialdiagnostisch immer auch Angsterkrankungen in Erwägung gezogen werden. Somatoforme Klagen (z. B. Herzbeschwerden) oder depressive Symptome können Symptome einer Angsterkrankung sein.

3. Bei primär vorgetragener Angstsymptomatik muß immer auch an eine körperliche oder eine andere psychiatrische Grunderkrankung gedacht werden. Angstsymptome können Ausdruck einer somatischen Primärerkrankung oder hervorstechendes Symptom einer anderen psychiatrischen Erkrankung sein.

4. Ist die Diagnose einer Angsterkrankung gesichert, so ist zu versuchen, das Krankheitsbild einer der Untergruppen der Angsterkrankungen zuzuordnen, weil sich aus dieser Zuordnung behandlungsrelevante Richtlinien ergeben.

5. Der Patient - und gegebenenfalls auch die Angehörigen - sind über die Angsterkrankung im allgemeinen, insbesondere die beim Patienten selbst vorliegende Erkrankung sowie über die möglichen Behandlungsformen zu informieren. Mit dieser Information ist am zweckmäßigsten eine Motivation für nichtmedikamentöse Bewältigungsstrategien zu verknüpfen.

6. Der Patient sollte zum Studium von Selbsthilfe-Literatur angeregt werden und gegebenenfalls motiviert werden, sich einer symptomhomogenen Selbsthilfegruppe anzuschließen.

7. Der Arzt muß den Patienten zu Selbsthilfeschritten motivieren und diese Selbsthilfeschritte durch gezielte, verhaltenstherapeutisch orientierte Beratung unter Einsatz von Selbsthilfemanualen, Entspannungstraining u. ä., im Verlauf der Therapie fördern.

8. Wenn in der Praxis des Allgemeinarztes durch die Beachtung der Punkte 4-7 keine Besserung erzielt werden kann, ist die Vermittlung eines Verhaltenstherapeuten angezeigt. Falls verhaltenstherapeutische Behandlung ambulant nicht möglich ist, kommt auch eine stationäre Verhaltenstherapie in Betracht.

9. Wenn eine spezielle Verhaltenstherapie nicht durchführbar ist oder nicht zum Ziel führt, sind schließlich auch medikamentöse Behandlungsversuche angezeigt. Medikamentöse Behandlungsversuche dürfen aber kein Ersatz für fehlende Zeit und stützende Gespräche sein.

10. Medikamentöse Maßnahmen können - zumindest vorübergehend - eine wirksame Hilfe bei deutlicher Beeinträchtigung des Alltagslebens durch die Angsterkrankung sein.

Biologische Grundlagen der Suizidalität

N. Matussek

Nicht selten wird man als Arzt bei Patienten mit unterschiedlichen Erkrankungen mit dem Problem der Suizidgefahr konfrontiert. Die Frage, die im vorliegenden Beitrag diskutiert wird, lautet deshalb: „Gibt es heute auf Grund biologischer Merkmale Hinweise oder Bestimmungsmethoden, die es einem Arzt ermöglichen, das Suizidrisiko bei einem Patienten sicher oder mit hoher Wahrscheinlichkeit vorauszusagen?"
In diesem Zusammenhang werden kurz genetische, biochemische, endokrinologische und psychophysiologische Studien zu dem Thema besprochen. Ferner wird auf den Zusammenhang zwischen Alkoholismus und Suizid eingegangen.

Genetik

(Übersicht dazu s. Lester 1986)

In mehreren an ein- und zweieiigen Zwillingen durchgeführten Studien weisen monozygote Paare höhere Konkordanzraten für Suizid auf als dizygote (z. B. 18% für monozygote und 0% für dizygote Zwillinge). Allein damit ist jedoch nicht bewiesen, daß suizidales Verhalten genetisch beeinflußt ist. In den bisher an suizidierten Zwillingen durchgeführten Untersuchungen wurden nämlich keine psychiatrischen Diagnosen erhoben, so daß in diesen Studien sicherlich viele Fälle mit Depression oder Schizophrenie enthalten sind, d. h. mit Erkrankungen, bei denen ein genetischer Einfluß nachgewiesen ist. Es ist somit unklar, ob für die höhere Konkordanzrate bei monozygoten gegenüber dizygoten Zwillingen das suizidale Verhalten oder eine jeweilige erblich beeinflußte Erkrankung verantwortlich zu machen ist. Außerdem gibt es zu diesem Problem bisher keine Untersuchung an getrennt aufgewachsenen Zwillingen, so daß die Frage, ob angeborene oder Umweltfaktoren für die Differenz zwischen ein- und zweieiigen Zwillingen verantwortlich sind, sich nicht sicher beantworten läßt. Von Interesse in diesem Zusammenhang sind die Ergebnisse aus der dänischen Adoptivstudie von Schulsinger et al. (1979), in der 57 adoptierte mit 34 nichtadoptierten psychiatrisch unauffälligen Probanden bezüglich Suizid untersucht wurden. Diese Autoren kamen in ihrer gründlichen Analyse zu dem Schluß, „daß genetische Faktoren in der Transmission suizidalen Verhaltens eine Rolle spielen und zu einem gewissen Grad unabhängig von gewöhnlichen Geisteskrankheiten sind, die sehr häufig mit Suiziden verbunden sind".
In den bisher an Familien durchgeführten Suizidstudien sind die Ergebnisse nicht einheitlich.

Folgerung: Ob ein genetischer Einfluß beim suizidalen Verhalten eine Rolle spielt, läßt sich heute nicht mit Sicherheit sagen. Man sollte jedoch bei Suizidgefahr die Familienanamnese im Hinblick auf Suizide und psychiatrische Erkrankungen erheben.

Biochemie

Im Mittelpunkt der biochemischen Suizidforschung stehen Untersuchungen über die Beziehungen zwischen dem Serotonin- (= 5-Hydroxytryptamin = 5HT) Stoffwechsel und Suizid. Es war vor allem die Stockholmer Arbeitsgruppe um Marie Åsberg, die als erste 1976 erniedrigte 5-Hydroxyindolessigsäure (= 5-HIES) im Lumballiquor von Suizidanten im Vergleich zu gesunden Kontrollen fand (Åsberg u. Nordström 1988; van Praag 1986). Dabei wiesen insbesondere Patienten, die zu sehr harten Methoden wie Erschießen, Erhängen u. a. griffen, besonders niedrige 5-HIES-Liquorkonzentrationen auf. Diese Befunde sind in der Zwischenzeit von den meisten anderen Arbeitsgruppen bestätigt worden. Allerdings gab es in jüngster Zeit Post-mortem-Befunde von Kauert et al. (1988) mit erhöhten 5-HT- und von Arató et al. (1988) mit erhöhten 5-HIES-Liquorkonzentrationen bei Suizidierten im Vergleich zu Kontrollgruppen.

Vor allem aufgrund vieler tierexperimenteller Untersuchungen steht heute zweifelsfrei fest, daß ein niedriger 5-HT-Umsatz in bestimmten Hirnarealen mit aggressivem Verhalten korreliert (Valzelli 1981). Bei aggressiven Soziopathen korreliert die 5-HIES-Liquorkonzentration signifikant negativ mit dem Aggressionsscore, und bei Probanden mit Suizidanamnese ist der Aggressionsscore höher als bei denen ohne Suizidanamnese (Brown u. Goodwin 1986; Angst u. Clayton 1986). Selbsttötung wird mit Recht als Autoaggressionsakt angesehen.

Im Zusammenhang von Suizid und 5-HT-Stoffwechsel sind auch jüngste Post-mortem-Untersuchungen von Kauert et al. (1989) von Interesse. Dabei zeigten Suizidierte gegenüber Kontrollen eine pathologische Melatoninkonzentration in der Epiphyse im Verlauf der Tagesrhythmik, sie weisen am Tag hohe Melatoninwerte auf. Melatonin wird in der Epiphyse aus Serotonin synthetisiert.

Die z. T. widersprüchlichen Ergebnisse im 5-HT-Stoffwechsel beim Suizid lassen sich heute noch nicht erklären. Für die Abschätzung des Suizidrisikos bei einem Patienten ist die Liquoranalyse als Routinemethode in der Praxis auf jeden Fall ungeeignet.

Es existieren heute noch einzelne weitere biochemische Befunde über den Dopamin-Stoffwechsel, 5HT-Rezeptor-Empfindlichkeitsänderungen u. a. m. in Beziehung zu suizidalem Verhalten, doch müssen diese Ergebnisse weiterhin überprüft und bestätigt werden. Zur praktischen, routinemäßigen Anwendung sind sie nicht geeignet.

Folgerung: Es existieren heute noch keine praktikablen biochemischen Untersuchungsmethoden, die einen sicheren Hinweis auf das Suizidrisiko eines Patienten geben würden.

Endokrinologie

(Übersicht s. Rich 1986)

Von besonderem Interesse im Zusammenhang von suizidalem Verhalten mit endokrinen Störungen sind Schilddrüsen- und Nebennierenrindenerkrankungen. Sowohl Hyper- als auch Hypo-Schilddrüsenfunktionsstörungen führen oft zu psychotischen Zuständen. In der Depressionsforschung und bei den therapeutischen Wirkmechanismen von Antidepressiva spielen die Schilddrüsenhormone eine wichtige Rolle. Doch gibt es bisher keine Hinweise auf ein erhöhtes Suizidrisiko bei Schilddrüsenerkrankungen.

Im Gegensatz dazu treten bei einer Nebennierenrindenüberfunktion, dem Morbus Cushing, schwere depressive Zustände und auch Suizide auf. Über Suizide unter einer Kortisol- oder ACTH-Behandlung liegen dagegen bisher keine Berichte vor. Anfängliche Befunde, daß bei Patienten mit erhöhtem Suizidrisiko erhöhte Plasma-Kortisolwerte bzw. nach Gabe von Dexamethason keine Kortisol-Suppression beobachtet wird, ließen sich nicht bestätigen.

Folgerung: Bei einem Cushing-Syndrom, nicht jedoch bei Schilddrüsen- und anderen endokrinen Störungen sollte eine sorgfältige Exploration bezüglich des Suizidrisikos unbedingt erfolgen.

Psychophysiologie

Die Stockholmer Arbeitsgruppe um M. Åsberg untersuchte unter den oben erwähnten 5-HT-Stoffwechselstörungen im Liquor auch psychophysiologische Reaktionen bei suizidalen Patienten. In Habituationsexperimenten wurde der Hautwiderstand gemessen. Dabei zeigten nur Patienten, die sich mit „harten" Methoden das Leben nehmen wollten, signifikante Unterschiede zu Patienten mit „weichen" Methoden und zu Kontrollen. Diese Ergebnisse sind jetzt von Keller et al. (1990) bestätigt worden (dort auch weitere Literaturhinweise). Diese Autoren halten jedoch „die klinische Bedeutung ihrer Ergebnisse zur Vorhersage/Abschätzung des Suizidrisikos ... für gering" und in der Praxis für nicht relevant.

Folgerung: Auch psychophysiologische Untersuchungen geben bis heute keinen sicheren Hinweis auf das Suizidrisiko eines Patienten.

Alkoholismus

(Übersicht Roy u. Linnoila 1986)

Eine große Zahl von Studien zeigt, daß Alkoholismus ein hohes Suizidrisiko darstellt. Ungefähr 20% aller Suizidierten sind Alkoholiker und rund 18% der Alkoholiker begehen einen Suizid, vor allem Männer in mittleren Jahren (~47 Jahre).

Folgerung: Bei Hinweisen auf Alkoholismus unbedingt Exploration bezüglich des Suizidrisikos.

Literatur

Angst J, Clayton P (1986) Premorbid personality of depressive, bipolar, and schizophrenic patients with special reference to suicidal issues. Compr Psychiatry 27 (6): 511-532

Arató M, Falus A, Sótonyi P et al. (1988) Postmortem neurochemical investigation of suicide. In: Möller H-J, Schmidtke A, Welz R (eds) Current issues of suicidology. Springer, Berlin Heidelberg New York Tokyo, pp 242-246

Åsberg M, Nordström P (1988) Biological correlates of suicidal behavior. In: Möller H-J, Schmidtke A, Welz R (eds) Current issues of suicidology. Springer, Berlin Heidelberg New York Tokyo, pp 221-241

Brown GL, Goodwin FK (1986) Human aggression and suicide. In: Maris R (ed) Biology of suicide. Guilford, New York, pp 141-161

Kauert G, Zucker T, Gilg T, Eisenmenger W (1988) Measurements of biogenic amines and metabolites in the CSF of suicide victims and nonsuicides. In: Möller H-J, Schmidtke A, Welz R (eds) Current issues of suicidology. Springer, Berlin Heidelberg New York Tokyo, pp 252-262

Kauert G, Eisenmenger W, Liebhardt E (1989) Melatonin, N-acetylserotonin and serotonin in pineal organs of suicide and non-suicide victims. XVth Congress of the International Association for Suicide Prevention. Brüssel

Keller F, Wolfersdorf M, Straub R (1990) Suizidales Verhalten und elektrodermale Aktivität bei Depressiven. In: Wedler H, Möller H-J (Hrsg) Körperliche Krankheit und Suizid. Roderer, Regensburg

Lester D (1986) Genetics, twin studies, and suicide. In: Maris R (ed) Biology of suicide. Guilford, New York, pp 192-203

Praag HM van (1986) Affective disorders and aggression disorders: Evidence for a common biological mechanism. In: Maris R (ed) Biology of suicide. Guilford, New York, pp 21-50

Rich CL (1986) Endocrinology and suicide. In: Maris R (ed) Biology of suicide. Guilford, New York, pp 219-229

Roy A, Linnoila M (1986) Alcoholism and suicide. In: Maris R (ed) Biology of suicide. Guilford, New York, pp 162-191

Schulsinger F, Kety SS, Rosenthal D, Wender PH (1979) A family study of suicide. In: Schou M, Strömgren E (eds) Origin, prevention and treatment of affective disorders. Academic Press, London, pp 277-287

Valzelli L (1981) Psychobiology of aggression and violence. Raven Press, New York

Diskussion

v. Zerssen: Ich bin Ihnen sehr dankbar für diese klaren Empfehlungen. Ich hoffe, daß durch Ihre fundierte Analyse des derzeitigen wissenschaftlichen Erkenntnisstandes die Frage endgültig mit Nein beantwortet ist, ob man mit dem Dexamethasonsuppressionstest das Suizidrisiko beurteilen kann.

Hippius: Zusammengefaßt bestätigen die Ergebnisse dieser biologischen Untersuchungen nachdrücklich die Empfehlung, daß die Abschätzung der Suizidalität nur auf Grundlage einer ausführlichen Exploration vorgenommen werden kann und daß sich alle Hoffnungen auf einen biologischen Test, z. B. mit Messung der 5-HT oder Kortisolkonzentration sowie des Dexamethasonsuppressionstests, nicht bestätigt haben. - Inwieweit liegen wissenschaftliche Erkenntnisse vor, ob bei suizidgefährdeten Patienten Antidepressiva mit einer ausgeprägt serotonergen Wirkung einen besseren klinischen Effekt in der Suizidprophylaxe haben als Antidepressiva, die stärker den Noradrenalin-Reuptake beeinflussen?

Matussek: Mir sind entsprechende Studien nicht bekannt. Auch der Hersteller des selektiven Serotonin-Antagonisten Citalopram konnte diese Frage mit wissenschaftlichen Belegen nicht beantworten. Sofern klinische Studien durchgeführt worden sind, in denen in der Initialphase in kurzen Zeitabständen eine Hamilton-Skala mitgeführt worden ist, sollte es durch Analyse auf Item-Ebene unproblematisch sein, festzustellen, ob die Wirkung auf die Suizidalität rascher einsetzt als die Stimmungsaufhellung.

Linden: Inwieweit spielen bei der Entwicklung von Suizidalität hirnorganische Veränderungen oder minimale zerebrale Dysfunktionen, z. B. aufgrund von Alkoholabusus oder frühkindlicher Hirnschädigung, welche ja mit Affekt- oder Impulskontrollstörungen einhergehen, eine Rolle?

Matussek: Es ist bekannt, daß Alkoholabusus einen erhöhten Serotoninturnover bewirkt und langfristig zu niedrigeren Serotoninspiegeln führen kann. Allerdings sind mir keine Post-mortem-Untersuchungen von suizidierten Alkoholikern bekannt, die der Frage nachgegangen wären, ob der Serotoninspiegel bei den Suizidenten niedriger ist als bei einer Kontrollgruppe von Alkoholikern, die sich nicht umgebracht haben.

Linden: Gibt es Hinweise darauf, ob ein organisches Achsensyndrom als Prädiktor für Suizidalität angesehen werden kann?

Poser: Grundsätzlich sind alle hirnorganisch Kranken besonders suizidgefährdet.

Hippius: Zur Abschätzung der Suizidalität gehört immer die Frage nach Mißbrauch von Alkohol. - Hinsichtlich der vorwiegend noradrenerg wirksamen Antidepressiva gilt die klinische Faustregel, daß sie bei Vorliegen einer Suizidgefährdung möglichst nicht eingesetzt werden sollten, da man befürchten muß, daß die Antriebssteigerung *vor* der stimmungsaufhellenden Wirkung kommt und so zu einer Erhöhung des Suizidrisikos führt. Wie stehen Sie zu dieser Empfehlung?

Rüther: Ich möchte diese Empfehlung in Zweifel stellen, da es m. E. nach keine wissenschaftlichen Daten darüber gibt, daß die antriebssteigernden Antidepressiva wie Dibenzepin, Imipramin, Desipramin ein erhöhtes Suizidrisiko haben.

Hippius: Studien gibt es zu dieser Frage sicherlich nicht, aber die klinische Erfahrung und Kasuistiken, nach denen es bei Patienten, die bereits mehrere Wochen depressiv waren, in der Initialphase der Behandlung mit einem antriebssteigernden Antidepressivum zu einem Suizidversuch und leider auch zu Suiziden gekommen ist, liegen vor.

Wolfersdorf: Auch nach meiner Kenntnis liegen Studien nicht vor, die belegen könnten, daß das Suizidrisiko unter antriebssteigernden Antidepressiva größer ist. Diese Erkenntnis stammt aus einer tradierten klinischen Erfahrung. Ich bin auch nicht sicher, ob es ethisch vertretbar ist, eine Studie mit entsprechender Zielsetzung durchzuführen. - Im Hinblick auf die biologische Suizidforschung kann ich noch einige Ergebnisse aus eigenen Untersuchungen hinzufügen. Wir haben in unserer Forschungsgruppe bei depressiven Patienten suizidales Verhalten und elektrodermale Aktivität untersucht [Keller F., Wolfersdorf M., Straub R. (1990) Suizidales Verhalten und elektrodermale Aktivität bei Depressionen, in: Wedler, H.; Möller, H.-J. (Hrsg.) Körperliche Krankheit und Suizid, S. Roderer, Regensburg, im Druck] und gefunden, daß alle Patienten mit harten Suizidversuchen psycho-physiologisch in der EDA nicht reaktiv waren. Auch bei Patienten, die sich während der Behandlung oder zu einem späteren Zeitpunkt suizidiert haben, konnten wir retrospektiv feststellen, daß sie im psychophysiologischen Experiment in der EDA nicht reaktiv waren. - Diese Ergebnisse entsprechen denen von Edman [Edman G., Ansberg M., Levander S., Schalling D. (1986) Skin conductance habituation and cerebrospinal fluid 5-hydroxyindoleacetic acid in suicidal patients, Arch. Gen. Psychiatry 43, 586-592], die ebenfalls zeigen konnten, daß Patienten mit harten Suizidversuchen im Habituationsexperiment in der EDA nicht reaktiv waren. Es scheinen sich demnach im Gehirn Prozesse abzuspielen, die mit der Suizidalität bzw. dem Impulskontrollverlust in Zusammenhang zu bringen sind. Klinisch relevant für die Suizidprävention sind derartige Ergebnisse bisher nicht.

Grohmann: Wir haben im Rahmen der AMÜP-Studie auch alle Suizide und Suizidversuche unter Psychopharmaka erfaßt und versucht, zu beurteilen, ob ein Zusammenhang mit der verabreichten Medikation möglich oder gar wahrscheinlich war. In den Fällen, in denen wir einen Zusammenhang gesehen haben, war es allerdings praktisch immer nur möglich, den Zusammenhang mit „möglich" zu beurteilen. In unserer Analyse konnten die antriebssteigernden Antidepressiva deutlich häufiger mit Suiziden und Suizidversuchen in Verbindung gebracht werden, obwohl in unseren Kliniken insgesamt die sedierenden Antidepressiva wie Doxepin und Amitripylin - und in Berlin auch Maprotilin - bei weitem häufiger verordnet wurden als die antriebssteigernden Thymoleptika. Unter einer Medikation mit sedierenden Antidepressiva haben wir nur in zwei Fällen die Situation beobachtet, daß noch keine Stimmungsaufhellung beobachtet werden konnte, aber der Antrieb des Patienten gesteigert war und es in dieser Situation zu einem Suizidversuch gekommen ist; bei den antriebssteigernden Antidepressiva haben wir vergleichsweise in 10 Fällen Suizide bzw. Suizidversuche beobachtet, obwohl sie sehr viel seltener bei uns verordnet wurden.

Wolfersdorf: In der von uns durchgeführten Suizid-Verbundstudie Baden-Württemberg [z. B. Wolfersdorf M. (1989) Suizid bei stationären psychiatrischen Patienten, S. Roderer, Regensburg] konnten wir diese Beobachtung nicht machen. Wir haben 51 Suizide während stationärer Behandlung von primär depressiven Patienten untersucht und bezüglich der Medikation mit einer Matched-pair-Kontrollgruppe verglichen, die sich während stationärer Behandlung und auch 2 Jahre danach nicht suizidiert haben. Es lagen keine Unterschiede in der Verteilung von antriebssteigernden, nicht antriebssteigernden bzw. sedierenden Antidepressiva vor. Wir machten allerdings die Beobachtung, daß bei den Suizidenten die Patienten, die an einem depressiven Wahn litten, selten mit Neuroleptika behandelt worden sind.

v. Zerssen: Bezüglich der Abschätzung der Suizidalität sind auch die Ergebnisse der prospektiven Studie von Angst u. Clayton [Angst J., Clayton P. (1986) Premorbid personality of depressive, bipolar and schizophrenic patients with special reference to suicidal issues, Compr. Psychiatry 27: 511-532] bedeutsam, welche nicht an Depressiven, sondern an Gesunden durchgeführt worden sind. Es konnte ein eindeutiger Zusammenhang zwischen Aggressivität und späterem Suizid (nicht Suizidversuch) festgestellt werden - ein Befund, der auch in der täglichen Praxis, z. B. bei Patienten mit Verdacht auf Suizidalität, berücksichtigt werden sollte. Eine besonders hohe Suizidgefahr liegt demnach bei Patienten vor, die in der Vorgeschichte Suizidversuche und Aggressionshandlungen oder allgemein erhöhte Aggressivität aufweisen.

Schmidt: In diesem Zusammenhang möchte ich jedoch eine Lanze brechen für die in letzter Zeit in Mißkredit geratenen Benzodiazepine. Bei akuter Suizidalität halte ich die Gabe von Benzodiazepinen, wie z. B. Bromazepam oder Lorazepam, als eine der wirksamsten pharmakotherapeutischen Maßnahmen. - Zum anderen kann ich auch aufgrund der Ergebnise des AMÜPs die Beobachtung von Herrn Wolfersdorf bestätigen, daß unter den wenigen Patienten mit wahnhaften Depressionen, die sich in unseren Kliniken suizidiert haben, vergleichsweise viele Patienten keine zusätzliche Neuroleptika-Behandlung (im Sinne einer 2-Zügel-Therapie) erhalten hatten. Eine Antidepressiva-Monotherapie kann bei diesen Patienten eine inadäquate Behandlung sein.

Merksätze für die Praxis

Biologische Grundlagen der Suizidalität

1. Es gibt bis heute keine zuverlässige, routinemäßig durchführbare biologische Bestimmungsmethode zur Erfassung des Suizidrisikos.

2. Die Beurteilung des Suizidrisikos muß nach wie vor aufgrund der sorgfältigen, das Thema der Suizidalität nicht ausklammernden ärztlichen Exploration erfolgen.

3. Nicht nur bei Depressionen, sondern auch bei anderen psychiatrischen Krankheiten (z. B. bei Schizophrenien) - vor allem aber bei jedem Patienten mit Alkoholismus oder Verdacht auf Alkoholismus - muß das Suizidrisiko eines Patienten sorgfältig exploriert und dann hinsichtlich der Intensität zuverlässig beurteilt werden. Von der Einschätzung des Suizidalitätrisikos hängt es ab, ob eine Behandlung ambulant weiter fortgeführt werden kann.

4. Auch bei internistischen Krankheiten wie z. B. beim Morbus Cushing ist es notwendig, sich vom Suizidrisiko im Rahmen des ärztlichen Gesprächs ein Bild zu machen.

Depression und Suizidalität im Alter

M. G. Wolfersdorf

Depression im Alter

Neben dementiellen Erkrankungen gehören Depressionen zu den häufigsten psychischen Störungen des höheren Lebensalters jenseits des 65. Lebensjahres. In der Tabelle 1 sind einige neuere Untersuchungen zur Häufigkeit depressiver Erkrankungen in dieser Altersgruppe zusammengestellt; auf die methodischen Probleme kann im gegebenen Rahmen nicht eingegangen werden. Myers et al. (1984) fanden in den drei von ihnen untersuchten Städten bei den über 65jährigen als 6-Monats-Prävalenz für „major depression" 1,9-2,5%, was in etwa dem Anteil von 2,1% schwere primäre Depression in der Studie von Blazer u. Williams (1980) entspricht. Erwartungsgemäß ist der Anteil von „Depressivität", gemessen mit Fragebögen, bei in Institutionen untergebrachten alten Menschen deutlich höher, wie die Studie von Mann et al. (1984) bei Altenheim- und Altenpflegeheim-Bewohnern zeigte. Blazer (1989) schätzt unter Bezug auf eine Studie von Koe-

Tabelle 1. Depression bei alten Menschen - ausgewählte Beispiele

	Ort	Alter	Häufigkeit (Punktprävalenz)
Allgemeinbevölkerung			
Blazer u. Williams (1980)	USA	65	17% DSM III, Major depression + Dysphorie (schwere primäre Depr. 2,1%)
Gurland et al. (1983)	London UK New York USA	65	13% New York 12,4% London strukturiertes Interview
Myers et al. (1984)	ECA NIMH (New Haven, Baltimore, St. Louis) USA	65	1,9-3,5% Major depression 2,1-3,8% Dysthymia (DIS-Interview, DSM-III; 6-Monats-Prävalenz)
Dilling et al. (1984)	Ostbayern BRD	65	4,7% schwere affektive und andere nichtschizophrene funktionelle Psychosen
Ben-Arie et al. (1983)	Kapstadt Südafrika	65	6,4% schwere affektive Störung (PSE)
Morgan et al. (1987)	Nottingham UK	65	10% Depression SAD-Skala
Altenheimbewohner			
Mann et al. (1984)	New York, USA Mannheim, BRD London, UK		42,9% Depressivität 52,1% Depressivität 78,1% Depressivität (standardisierte Fragebogen)

nig et al. (1988) den Anteil von „major depression" in Einrichtungen für alte Menschen auf 10-20%. In psychiatrischen Landeskrankenhäusern liegt das Durchschnittsalter depressiver Patienten im Mittel bei etwa 50 Jahren (Wolfersdorf et al. 1985): PLK Weissenau 47,8 (16-91) Jahre 1976-1983 bei 762 Patienten; PLK Reichenau 50,3 (21-78) Jahre bei 129 Patienten. Die Altersstruktur von stationären Patienten der Depressionsstation des PLK Weissenau (n = 1210 Aufnahmen 1. 1. 1983-30. 10. 1989): jünger als 30 Jahre 11,5%, 30-49 Jahre 36,2%, 50-64 Jahre 34,1%, 65 Jahre und älter 18,2%.

Die verschiedentlich berichtete Abnahme der Häufigkeit depressiver Störungen im höheren Lebensalter wird von vielen Autoren (Weissman u. Myers 1979; Angst 1986; Ruegg et al. 1988; Copeland 1988; Murphy 1989) als Ausdruck differentialdiagnostischer Problematik betrachtet:

1. Nichterkennen einer Depression bei gleichzeitiger körperlicher Erkrankung (Problem der sekundären Depression, symptomatische Depression, „masked depression", Ko-Morbidität),
2. Verkennen einer Depression als Demenz („depressive Pseudodemenz"),
3. Mißverständnis von Depression als Teil eines Defizienzsyndroms im Alter, somit schicksalhaft.

Murphy (1989) spricht von einem „subklinischen Eisberg unerkannter Depression bei älteren Menschen in der Gemeinschaft", von denen immer noch ein Großteil übersehen bzw. zwar erkannt, aber nicht bzw. nicht spezifisch behandelt würde. Copeland (1988) klagte darüber, daß in der Liverpooler Stichprobe alter depressiver Menschen nur 4% eine Behandlung ihrer Depression erfuhren, während über 80% der gleichen Gruppe eine andere medizinische Therapie erhielten. Die Ergebnisse der Studie von Blazer u. Williams (1980; Tabelle 2) belegt eine gewisse Verschiebung und Zunahme eher sekundärer und symptomatischer Depressionsformen mit zunehmendem Lebensalter, so daß zusammenfassend von einer Punktprävalenz für depressive Erkrankungen bei Menschen mit 65 und mehr Lebensjahren von 2-3% für schwere, primäre depressive Störungen ausgegangen werden kann; werden leichtere sowie symptomatische und sekundäre Depressionsformen miteinbezogen, steigt der Anteil auf 15-17%. Inhaltlich erscheint es gut begründbar, daß Depressivität in einem behandlungsbedürftigen Ausmaße bei älteren Menschen nicht weniger häufig, möglicherweise sogar häufiger als bei Menschen im mittleren und jüngeren Erwachsenenalter auftritt.

Tabelle 2. Punkt-Prävalenz für Altersdepression. (Nach Blazer u. Williams 1980; Angst 1986)

	65-74 J.	75+J.
	n = 581 [%]	n = 269 [%]
Dysphorie	6,4	3,0
Primäre Depression	2,4	3,5
Sekundäre Depression	1,9	3,0
Symptomatische Depression	6,4	10,4
Total	17,0	17,8

Das klinische Bild eines depressiven Syndroms im höheren Lebensalter

Nach Auffassung vieler Autoren (z. B. Weissman u. Myers 1979; Blumenthal 1980; Ayuso-Gutierrez 1982; Ruegg et al. 1988; Blazer 1989; Conwell et al. 1989; Murphy et al. 1989) unterscheiden sich depressive Zustandsbilder im höheren Lebensalter nicht wesentlich von solchen des mittleren und jüngeren Lebensalters.

Auch hinsichtlich der Depressionsschwere, gemessen mit verschiedenen Fremd- und Selbstbeurteilungsskalen (Hamilton-Depressionsskala HAMD, Self-depression Scale nach Zung, SDS, Beck Depressionsinventar

BDI, Beschwerdeliste nach von Zerssen BL, Beck Hoffnungslosigkeitsskala HS) konnte in einem Vergleich jüngerer und älterer stationärer depressiver Patienten der Weissenauer und Reichenauer Depressionsstation, untersucht zum Zeitpunkt der Aufnahme, der Entlassung sowie im Rahmen einer 1-Jahres-Katamnese (zur Untersuchung s. Steiner 1989) keine Unterschiede gefunden werden; beide Gruppen unterschieden sich entgegen der jeweiligen Erwartungen (z. B. vermehrt psychotische Symptome) nicht hinsichtlich wesentlicher Personen- und Krankheitsdaten (Tabellen 3 und 4).

Unabhängig davon, daß sich ein *depressives Syndrom im Alter* wie auch beim jüngeren Menschen anhand psychischer, psychomotorischer und vegetativ-somatischer Phänomene beschreiben läßt, sind für den Kliniker jedoch gewisse *Akzentuierungen zu* beobachten, die in Tabelle 5 zusammengefaßt sind.

Tabelle 3. Stationäre depressive Patienten (Weissenauer und Reichenauer Depressionsstation). Junge (18-49, n=91) versus alte (50-90, n=96) Patienten. Vergleich Fremd- und Selbstbeurteilungsskalen (Mittelwerte Summenscores, Varianzanalyse)

	jung		alt		t-Wert	p-Wert
	M	N	M	N		
Aufnahme						
SDS	51,6	87	51,5	80	0.00	0.033
HS	11,6	35	10,6	27	0.22	0.357
BDI	24,4	85	23,7	86	0.21	0.354
BL	28,4	85	29,6	86	0.22	0.461
HAMD	28,7	86	27,7	94	0.22	0.465
Entlassung						
SDS	38,7	70	40,1	70	0.54	0.536
HS	5,2	34	7,6	28	1.24	0.729
BDI	9,7	73	11,0	70	0.70	0.596
BL	12,6	74	12,1	69	0.06	0.196
HAMD	6,8	74	7,8	75	0.46	0.500
1-Jahres-Katamnese						
SDS	40,0	79	40,3	79	0.04	0.152
HS	4,0	25	5,4	19	0.34	0.440
BDI	9,0	78	9,8	79	0.27	0.393
BL	18,8	79	17,7	79	0.30	0.414
HAMD	8,7	81	8,2	89	0.14	0.286

Kein signifikanter Unterschied zwischen jungen und alten Depressiven in allen, bei Aufnahme, Entlassung und Katamnese erhobenen Fragebögen

Tabelle 4. Stationäre depressive Patienten (Weissenauer und Reichenauer Depressionsstation). Junge (18-49 J., n=91) versus alte (50-90, n=96) Patienten. Personen und medizinische Behandlung (ausgewählte Ergebnisse)

	jung		alt	
	[N]	[%]	[N]	[%]
Geschlecht				
weiblich	58	64	68	71
männlich	33	36	28	29
Haushaltszusammensetzung bei Aufnahme:				
allein leb. ohne Partner	32	36	39	41
allein leb. mit Partner	3	3	3	3
zusammenleb. mit Partner	54	61	54	56
Syndrom				
agitiert	11	36	16	53
gehemmt	13	42	7	23
apathisch	7	23	7	23
KA Reichenau	60		66	
Antidepressiva bei US:				
Keine AD	21	23	14	15
Neuroleptika hochpotent (bei KS)				
keine LN_h	78	86	88	92
niederpotent (bei US)				
keine NL_n	63	69	63	66
Hypnotika bei US: kein Hyp.	72	79	70	73
Tranquilizer bei Index-Aufnahme eingenommen	16	55	24	71
KA Reichenau	62		62	
Tranquilizer früher schon eingenommen	7	54	10	53
KA Reichenau+TNZ	78		77	

Kein signifikanter Unterschied (Chi-Quadrat) zwischen alten und jungen Depressiven in allen Variablen

1. Die *depressive Herabgestimmtheit* imponiert oft eher als innere Erstarrtheit und wird auch häufiger im Hintergrund stehend erlebt. Der Patient erscheint weniger leidend, eher abweisend-moros verstimmt, klagsam-jammrig („Jammer-Depression") oder verschlossen-zurückgezogen. Hier be-

Tabelle 5. Psychopathologische Akzentuierung bei alten depressiven Patienten

1. Depressive Herabgestimmtheit häufiger als Erstarrtheit im Hintergrund
2. Neigung zu ängstlich-hypochondrischer Klagsamkeit
3. Wahnhaft depressive Denkinhalte bei Ersterkrankung im Alter häufiger (?)
4. depressive Pseudodemenz (differentialdiagnostisches Problem zur Demenz)
5. Depressives Verhalten eher abweisend-moros, verschlossen (Rückzug) oder klagsam-jammrig („Jammer"-Depression)
6. Schwerpunkt häufig im vegetativ-somatischen Bereich
7. Überdauernde Befindlichkeit- und Selbstsicherheitsstörung (überdauernde existentielle Verunsicherung des naiven Soseins)
8. Akzentuierung von zwanghaft-perfektionistischer Orientierung, Zunahme eines rigiden Eingeschlossenseins in früher geltende, jetzt nicht mehr effektive Verhaltens- und Denkschemata
9. Längerfristige Behandlungsdauern, erhöhte Neigung zur Chronifizierung (?)
10. Indirektes selbstdestruktives Verhalten (Nahrungs-, Ausscheidungs-, Therapie-, Hilfeverweigerung)
11. Suizidversuchsrate niedriger, Suizidrate höher als bei jüngeren Erwachsenen

steht die Gefahr, daß Angehörige und ärztlich-pflegerische Mitarbeiter das Leid des Patienten hinter diesem moros-verstimmten Rückzug nicht mehr zu verspüren meinen, die subjektiv erlebte Abweisung auf sich selbst gerichtet erleben und sich distanzieren. „Jammrigkeit" anderseits führt zum Weghören und zur Abwendung, so daß es für den Patienten schwer wird, Mitgefühl und Zuwendung zu erhalten. Der Arzt sollte sich klar darüber sein, daß sich Rückzug und Verstimmtheit nicht gegen ihn als Person richten, sondern Ausdruck der Erkrankung und des Erlebens des Patienten sind. Therapeutischer Ansatz für den hilfreichen Umgang mit dem Patienten wäre in erster Linie, wohlwollende Gelassenheit zu behalten, regelmäßigen und aktiv herbeigeführten Kontakt mit dem Patienten anzustreben, alle nichtdepressiven Äußerungen und Verhaltensweisen zu verstärken sowie ablenkende Beschäftigung und Tagesstrukturierung einzuführen.

2. Häufig findet man einen *Schwerpunkt in der vegetativ-somatischen Symptomatik,* vor allem bei alten depressiven Menschen im ambulanten Versorgungsbereich. Dies beinhaltet die Gefahr des diagnostischen Verkennens („masked depression", Ruegg et al. 1988). Vorherrschen von Schlaf- oder Appetitstörungen, allgemeiner Energielosigkeit, von Druckgefühlen im Bereich des Brustkorbes u. ä. können zu internistisch-neurologischen Fehldiagnosen und zum Übersehen einer zugrundeliegenden depressiven Störung führen. Die Problematik der Diagnostik depressiver Syndrome bei Ko-Morbidität, also einer gleichzeitig vorliegenden körperlichen Erkrankung, ist offensichtlich. Schlafstörungen, Appetitstörungen, Gewichtsverlust, Kraftlosigkeit u. ä. können auch Symptom einer körperlichen Erkrankung im Alter sein, z. B. bei Krebspatienten, bei Patienten mit chronischen neurologischen, rheumatologischen, mit Herz-Kreislauf-Erkrankungen. Hier gilt die Empfehlung, für die Diagnostik eines depressiven Syndroms den Schwerpunkt auf die kognitive Symptomatik und die Einengung auf diese Denkinhalte (Hoffnungs- und Hilflosigkeit, Verzweiflung bezüglich der Zukunft, bezüglich der Gestaltung des weiteren Lebens, hypochondrische Befürchtungen, Gefühle von Wertlosigkeit, Sinnlosigkeit des weiteren Lebens, Todeswunsch und Suizidgedanken etc.) zu legen. Hilfreich kann auch das Wissen um evtl. bereits frühere depressive Verstimmungen sein, wobei die körperliche Erkrankung dann i. S. eines Auslösers, einer chronischen Lebensbelastung wirksam wird; hilfreich können auch die fremdanamnestischen Angaben von Angehörigen und Partner bezüglich der psychischen Veränderung des Patienten sein.
3. Klinischer Eindruck und einige Untersuchungen sprechen für eine *größere Häufigkeit wahnhafter Symptomatik* zumindest

bei depressiven Ersterkrankungen im höheren Lebensalter. Meyers et al. (1985) fanden bei 75% der von ihnen untersuchten Patienten mit einer depressiven Ersterkrankung jenseits des 60. Lebensjahres ein wahnhaftes depressives Zustandsbild. Conwell et al. (1989) konnten dies nicht bestätigen; depressive Patienten mit Ersterkrankung vor bzw. nach dem 60. Lebensjahr ließen sich nicht anhand der Häufigkeit von psychotischer („major depression with psychosis“ nach DSM-III) trennen. In der oben bereits angeführten Vergleichsstudie waren bei jüngeren und älteren depressiven Patienten, gemessen mit dem Diagnostic Interview Schedule DIS (Wittchen u. Rupp 1984) Wahnsymptomatik und Halluzinationen gleich verteilt; die Alterstrennlinie war hier jedoch beim 50. Lebensjahr gelegt, eine Trennung nach Erst- und Mehrfacherkrankungen war nicht vorgenommen worden (Tabelle 6). Murphy (1989) sieht bei vielen alten depressiven Menschen Schuld-, Verarmungs- und nihilistische Wahnbildungen, Ruegg et al. (1988) finden eine größere Häufigkeit von depressiven Verfolgungsideen und Schuldgefühlen. Liegen wahnhafte Inhalte bei alten depressiven Menschen vor, so handelt es sich nach klinischem Eindruck häufig um Verarmungs- bzw. Schuldideen, oft kombiniert i.S. des selbstverschuldeten und selbst zu verantwortenden Unterganges, des „Nichts-vorweisen-Könnens“ am Ende des Lebens, was bedeutet, am Leben und seinen Aufgaben schuldig geworden zu sein.

4. Unter psychodynamischen Gesichtspunkten fällt bei Patienten mit Erstmanifestation einer Depression im höheren Lebensalter oft eine *überdauernde Selbstsicherheitsstörung*, eine „Verunsicherung eines naiven So-Seins“ auf. Die depressive Erkrankung wird als existentielle Bedrohung, als Einbruch in die bisher geordneten Lebensabläufe erlebt, so daß oft ein verunsichertes Selbstvertrauen in eigene und fremde Fähigkeiten zur Hilfe, zur eigenen Lebensfähigkeit außerhalb der Klinik - auch nach Abklingen der Symptomatik - besteht und ein rigides Festhalten an früher geltenden, jetzt nicht mehr wirksamen Verhaltens- und Denkschemata sowie eine Neigung zu einem negativistischen Selbst- und Weltbild i.S. der phasenüberdauernden Persönlichkeitsveränderung verbleibt. Verunsicherung führt zu Selbstzweifel, Entscheidungsproblematik oder „Alterssturheit“, wie es von Angehörigen dann bezeichnet wird.

Tabelle 6. Stationäre depressive Patienten (n = 187) (Weissenauer und Reichenauer Depressionsstation). Junge (18-49 J, n = 91) versus alte (50-90 J, n = 96) Patienten. Wahnsymptomatik und Halluzinationen (nach DIS) im bisherigen Leben

Symptom vorhanden, psychisch bedingt (Item-Nr.)	jung		alt	
	[N]	[%]	[N]	[%]
Gefühl, beobachtet zu werden (103)	5	6	3	3
Gefühl, verfolgt zu werden (104)	4	4	4	4
Gefühl, vergiftet zu werden (105)	3	3	2	2
Gefühl, andere können eigene Gedanken lesen (106)	1	1	3	3
Gefühl, andere hören eigene Gedanken bzw. umgekehrt (107)	0	0	2	2
Gefühl von Willens- und Gedankenkontrolle durch andere (108)	0	0	2	2
Gefühl von Gedankeneingebung bzw. -entzug (109)	1	1	3	3
andere Wahnideen als oben angegeben (hier affektive Wahnideen verschlüsselt!) (110)	7	8	7	8
Visionen (114)	3	3	1	1
akustische Halluzinationen (115)	4	5	3	3
olfaktorische Halluzinationen (116)	1	1	1	1
taktile Halluzinationen (117)	2	2	2	2

Kein signifikanter Unterschied (Chi-Quadrat) zwischen jungen und alten Depressiven in den einzelnen Items (Hypothese war die Annahme häufigerer psychotischer Symptomatik bei alten Depressiven)

5. In Tabelle 7 sind einige differentialdiagnostische Hinweise zur Abgrenzung der *depressiven Pseudodemenz* von einer primären Demenz hirnorganischer Ursache aufgelistet. Alte depressive Menschen, die über Merk-, Gedächtnis- und Konzentrationsstörungen klagen, also Vorgänge der Hemmung im Bereich des Denkens aufweisen, geraten rasch in Gefahr, als dement verkannt zu werden. Ein wichtiges differentialdiagnostisches Kriterium aus klinischer Sicht scheint zu sein, daß der depressive Patient über seine subjektiv erlebte Leistungsunfähigkeit klagt, insgesamt, auch wenn es anstrengend ist, aber leistungsfähig bleibt, wenngleich ein längerer Zeitbedarf und vermehrte Anstrengung hinzugehören. Der demente Patient erlebt die Einschränkung seiner Leistungsfähigkeit entweder noch nicht oder neigt beim Erkennen dazu, zu vertuschen, zu konfabulieren und Defizite durch Strategie auszugleichen.

Tabelle 7. Differentialdiagnostische Abgrenzung zwischen depressiver Pseudodemenz und Demenz. (Nach Wells 1979; zit. n. Bruder 1987)

Depressive Pseudodemenz	Demenz
- Angehörige erkennen Störungen	- Angehörige erkennen Störungen und ihr Ausmaß oft nicht
- Beginn kann recht genau festgelegt werden	- Datierung des Beginns nur vage
- relativ kurze Dauer der Symptome bis zum Arztkontakt	- normalerweise lange Symptomdauer vor Hilfesuche
- anfänglich schnelles Voranschreiten der Störungen	- schleichende Zunahme der Symptome über gesamte Krankheitsdauer
- anamnestisch evtl. ähnliche Krankheitsperioden	- psychiatrische Anamnese meist leer
- Patient klagt über kognitive Einschränkungen	- normalerweise keine Klagen über kognitive Einschränkungen
- Klagen über diese Einschränkungen sind detailliert	- wenn, dann nur sehr vage Klagen über die kognitiven Störungen
- starke subjektive Betonung des Unvermögens	- das Unvermögen wird eher vertuscht
- auch bei einfachen Aufgaben keine Bemühung	- Freude an der Bewältigung auch trivialer Aufgaben
- Patient versucht nicht, leistungsfähig zu bleiben	- versucht Defizite z. B. mit Erinnerungshilfen (Notizen) auszugleichen
- bedrückte oder gequälte Stimmung	- Stimmung oft gleichmütig
- Selbstabwertung	- eher Selbstüberschätzung (oft als Kompensation)
- Affektveränderung anhaltend	- Affekt schwankend und flach
- Verlust sozialer Aufgeschlossenheit oft früh und auffällig	- soziale Aufgeschlossenheit oft unbeeinträchtigt
- Verhalten stimmt mit Ausmaß der kognitiven Einschränkungen überein	- meist Übereinstimmung zwischen Verhaltensstörung und kognitiver Einschränkung
- nächtliche Zunahme der Störungen selten	- nächtliche Zunahme der Störungen häufig
- Aufmerksamkeit und Konzentration oft gut erhalten	- Aufmerksamkeit und Konzentration normalerweise gestört
- „Ich-weiß-nicht"-Antworten typisch	- Beinahe-richtig-Antworten häufig
- Erinnerungsschwäche für frische und weit zurückliegende Ereignisse gleich ausgeprägt	- Erinnerungsschwäche für frische Ereignisse ausgeprägter als für weit zurückliegende
- Erinnerungslücken für spezielle Zeiträume und Ereignisse häufig	- Erinnerungslücken für bestimmte Perioden und Ereignisse ungewöhnlich
- auffällige Leistungsschwankungen bei Aufgaben gleichen Schwierigkeitsgrades	- etwa gleichmäßige Leistungsminderung bei Aufgaben gleichen Schwierigkeitsgrades

Die Beschreibung der obigen Akzentuierungen beim alten depressiven Menschen soll durch eine *differentialdiagnostische Anmerkung zur Abgrenzung von Depression und Trauer* ergänzt werden. Trauer ist eine normale, psychohygienisch wichtige Reaktion auf Verluste im Leben, wobei Verluste nicht nur solche von nahestehenden subjektiv bedeutungsvollen Bezugspersonen sind, sondern auch das Abschiednehmenmüssen von Lebensabschnitten und -konzepten, einmal gesteckten Zielen, die z. B. im Alter nicht mehr verwirklicht werden können, verlorengegangen sind, von Idealen, Positionen, Macht und Einfluß und auch von subjektiv bedeutsamen Objekten des täglichen Lebens. Trauer jedoch behindert nicht auf längere Zeit den Vollzug von Lebensaufgaben und führt nicht zur Vernachlässigung der eigenen Person bzw. nur kurzfristig. Der Trauernde ist der psychosozialen Kommunikation zugänglich, reagiert auf diese, während der schwer depressiv Herabgestimmte sich unter Zuwendung verstanden, angenommen fühlt, eine Veränderung seiner Herabgestimmtheit jedoch nicht bzw. nur kurzfristig erfolgt. Ein Mensch in trauriger Verstimmung ist in den meisten Fällen hilfebedürftig, wobei er eine solche Hilfe häufig von seiner Umgebung erfährt; diese Verstimmung wird dann jedoch zu einer Depression von Krankheitswert mit Behandlungsbedürftigkeit, wenn sie längere Zeit unverändert anhält, auf psychosozialen Kontakt nicht mehr beeinflußbar erscheint, zunehmend mit einer Einengung der depressiven Denkinhalte, z. B. in Richtung von Schuld und Untergang, sowie mit akuter Suizidalität und längerfristigen vegetativen Störungen einhergeht.

Suizidalität bei alten depressiven Menschen

Depressiv kranke sowie alte Menschen zählen zu den sog. „high-risk-groups" für Suizid. Die Beobachtung, daß die Suizidrate ab der Lebensmitte zunimmt, die Suizidversuchsraten dagegen abnehmen (z. B. Kreitman 1986), wird von Schmidtke et al. (1988) (Tab. 8) erneut bestätigt. Ob depressive Suizidenten älter als solche mit anderen psychischen Erkrankungen sind, ist nicht zu beantworten. Zwar hat man diesen Eindruck aus den klassischen Suizidstudien in der Allgemeinbevölkerung (z. B. Dorpat u. Ripley 1960; Robins et al. 1959), es gibt jedoch keine eindeutigen Untersuchungsergebnisse dazu.

So waren in einer Studie zum Suizid stationärer psychiatrischer Patienten die 55 depressiven Suizidenten zwar signifikant älter als die 115 schizophrenen Kliniksuizidenten, das Durchschnittsalter der Depressiven lag jedoch bei 48,6 Jahren und umfaßte im wesentlichen Patienten des mittleren Lebensalters (Wolfersdorf et al. 1988; Wolfersdorf 1989 b). Möglicherweise gilt dies jedoch nur für den stationären Bereich, da in psychiatrischen Kliniken und während stationärer psychiatrischer Behandlung sich überhaupt alte Menschen seltener suizidieren und die Hauptgruppe der Kliniksuizidenten im wesentlichen jüngere schizophrene Patienten sind. Die Bedingung „stationäre psychiatrische Behandlung" scheint also einen gewissen Schutzfaktor für alte depressive Menschen darzustellen, während in der Allgemeinbevölkerung die im Alter erhöhte Suizidrate häufig in Zusammenhang mit dem „stillen Suizid" alter depressiver Menschen gesehen wird. Simon (1989) meinte mit „silent suicide" die Selbsttötung durch Nahrungsverweigerung oder fehlende Compliance bei der Medikamenteneinnahme; Nelson sowie Farberow (Nelson 1986; Nelson u. Farberow 1977, 1980) sprachen von „indirektem selbstdestruktiven Verhalten" und beschrieben damit Phänomene bei alten Menschen, insbesondere bei chronisch kranken oder solchen in Heimen, die von Non-Compliance hinsichtlich der Einhaltung therapeutischer Empfehlungen bis zur aktiven Nahrungsverweigerung, zur Verhaltung (dann meist im depressiven Wahn) von Stuhl

Tabelle 8. Suizidraten BRD und Suizidversuchsraten Mannheim auf 100000 nach Altersgruppen 1985. (Nach Schmidtke et al. 1988)

Altersgruppen	Suizidraten		SV-Raten		Raten S/SV	
	Männer	Frauen	Männer	Frauen	Männer	Frauen
15-19	13,7	4,2	163,9	247,1	12,0	58,7
20-24	25,3	6,3	193,9	139,4	7,7	22,0
25-29	29,4	8,0	76,6	214,4	2,6	26,9
30-34	29,5	9,2	113,4	187,1	3,9	19,0
35-39	26,8	10,4	134,3	164,7	5,0	15,7
40-44	37,0	14,1	120,2	166,1	3,3	11,8
45-49	40,0	14,9	44,6	129,9	1,1	8,6
50-54	40,7	18,6	60,5	146,8	1,5	7,9
55-59	35,2	17,9	71,8	44,3	2,0	2,5
60-64	37,6	18,7	63,0	41,4	1,7	2,2
65-69	41,9	23,3	49,5	53,0	1,2	2,3
70-74	57,6	25,9	82,1	45,6	1,4	1,8
≥75	79,3	24,5	102,5	–	1,3	–
≥85	34,8	14,7	106,6	118,9	3,6	8,1

1. Zunahme der Suizidrate mit dem Alter bei beiden Geschlechtern
2. Verhältnis Suizid zu Suizidversuchsraten über alle Altersgruppen
   Männer: Suizidversuchsrate 3,6mal höher als Suizidrate
   Frauen: SV-Rate 8,1mal höher als Suizidrate
3. Suizidrate bei Männern mehr als doppelt so hoch als bei Frauen
   Suizidversuchsrate bei Frauen insgesamt, z. T. deutlich höher als bei Männern

und Urin, um sich innerlich zu vergiften, reichen können. Hierzu gehören auch das Unterlassen notwendiger internistischer Therapie z. B. bei insulinpflichtigen Diabetikern, dialyse-abhängigen Nierenkranken, das Weglassen von Medikation bei schweren Hypertonikern oder Herz-Kreislauf-Kranken. Bei Depressiven nach Tod des Ehepartners wird häufig ein Verlust der Tagesstruktur gefunden, es wird nicht mehr gekocht, nicht mehr auf regelmäßige und richtige Nahrungsaufnahme geachtet, was zu schweren Gewichtsabnahmen, zu Dehydratation führen kann, wobei der depressive Patient dann unter dem Zustandsbild von Verwirrtheit und Desorientiertheit in die Klinik kommt. Nach Simon (1989) hat gerade diese Form des „stillen Suizides“ älterer Menschen zugenommen.

In den Tabellen 9 und 10 sind *Faktoren, die zu einem erhöhten Suizidrisiko bei depressiv Kranken beitragen* können, aufgelistet. Insbesondere dem Vorliegen von Hoffnungslosigkeit, Selbstwertproblematik, Schuldgefühlen und depressiver Wahnsymptomatik scheint zumindest bei stationären depressiven Patienten eine besondere Bedeutung hinsichtlich eines erhöhten Suizidrisikos zuzukommen; bekannt ist weiterhin der hohe prädiktorische Stellenwert bereits stattgefundener Suizidversuche in der Vergangenheit sowie der Ankündigung von suizidalem Verhalten, der Äußerung von Todeswunsch, Suizidideen, -absichten oder sogar -plänen. Es ist gut vorstellbar, daß zu den genannten Kriterien zusätzlich höheres Alter, Verwitwetsein, Isolation, Einsamkeit, Fehlen eines sozialen Netzes, Fehlen von nahen Bezugspersonen, zusätzliche Ko-Morbidität durch körperliche Erkrankung wesentliche Faktoren einer weiteren Erhöhung des suizidalen Risikos sein können.

Summa (1988), der 189 über 60jährige Patienten nach Suizidversuch untersuchte, verweist auf die Bedeutung eines *Motivbündels,* welches sich aus dem Erleben körperlicher Beeinträchtigung, dem Gefühl, nicht mehr gebraucht zu werden, von Einsamkeit und

Tabelle 9. Auswahl einiger wichtiger Hinweise auf Untergruppen mit erhöhtem Suizidrisiko bei depressiv Kranken

1. Suizidmortalität in Langzeitkatamnesen bei endogenen und psychoreaktiven Depressiven sind in etwa gleich: bis 15% (Miles 1977), deutlich höher (2-3×) in diesen Diagnosegruppen als deren Anteil in einer psychiatrischen Population (Nutall et al. 1980)
2. Suizidrate bei ehemals stationären Depressiven ca. 500-700 (Pokorny 1964; Temoche et al. 1964)
3. Endogen Depressive sind signifikant häufiger bei Suiziden während stationärer Therapie (Kliniksuizidenten) als in einer allgemeinen Klinikklientel (Wolfersdorf 1989b) zu finden
4. Wahnhaft Depressive scheinen ein höheres Suizidrisiko aufzuweisen als nichtwahnhaft Depressive (Roose et al. 1983; Metzger u. Wolfersdorf 1987; Roth 1989)
5. Folgende Psychopathologie sign. häufiger bei depressiven Suizidenten im Vergleich zu Depressiven ohne Suizid: Selbstentwertung, Hoffnungslosigkeit, Interessenverlust, fehlende Reaktivität auf Außenreize, depressiver Wahn, Schlafstörungen (Wolfersdorf 1989a)
6. Folgende Psychopathologie sign. häufiger bei depressiven SV im Vergleich zu Depressiven ohne SV: Hoffnungslosigkeit, Angst, Gefühle von Wertlosigkeit und Schuld. Bei Depressiven mit Suizidgedanken Hoffnungslosigkeit, Angst, Gefühle von Wertlosigkeit und Schuld sign. häufiger im Vergleich zu Depressiven ohne Suizidgedanken (Kriterium für Suizidalität nach Hamilton-Depressionsskala, Symptomatik nach DIS; Wolfersdorf 1989a)
7. Depressive mit Suizid sign. häufiger alleinlebend, sign. häufiger früher Elternverlust (Roy 1984). Suizidale Depressive haben weniger soziale Kontakte und sind unzufriedener mit ihren Beziehungen als nichtsuizidale Depressive (Steiner et al. 1988).
8. Suizidversuche in der Vorgeschichte, Suizidversuche während stationärer psychiatrischer Behandlung sind sign. häufiger in der Vorgeschichte von später durch Suizid verstorbenen Depressiven als in Kontrollgruppen (Roy 1983, 1984; Modestin u. Kopp 1988; Wolfersdorf 1989b)

Tabelle 10. Einige Faktoren, die zu einem erhöhten Suizidrisiko bei depressiv Kranken beitragen können

Symptomatik:	Hoffnungslosigkeit, Hilflosigkeit
	Gefühl der Lebensunfähigkeit
	Gefühl der Wertlosigkeit für sich und die Umwelt
	Gefühl von Sinnlosigkeit des Lebens, z. B. ohne Partner
	Gefühl von Verlassenheit
	Schuldgefühle, Selbstanklagen, Selbstbestrafungstendenz
	depressiver Wahn von Schuld, drohendem körperlichen und/oder seelischen Untergang, Verarmung
	moros-abweisende Feindseligkeit
	länger andauernde Schlafstörungen
	chronisch schmerzhafte Erkrankung
	chronisch lebensbeeinträchtigende Erkrankung
	Suizidgedanken, -ankündigungen, Todeswunsch
	Nahrungsverweigerung, Therapieverweigerung
Krankheitsverlauf:	chronisch, häufig rezidivierend, fehlende Besserung
	Suizidversuch in der Vorgeschichte
	Perspektivlosigkeit nach Erkrankung
Soziale Faktoren:	drohende Klinikeinweisung
	drohende Dauerunterbringung in Klinik oder Heim
	Alleinleben, Vereinsamung
	Fehlen einer Aufgabe
	Beziehungsverlust, zur Umgebung deutlich reduzierte Kontakte

seelischem Leid, Ehe- und Beziehungsproblemen zusammensetzt. Vogel u. Wolfersdorf (1989) fanden in einer Motivanalyse bei Suiziden psychiatrischer Patienten im Vergleich jüngerer versus älterer, über 65jähriger Patienten bei nahezu 60% der älteren Gruppe neben krankheitsbezogenen Faktoren nichtmedizinische Aspekte als bedeutsam in der präsuizidalen Dynamik, wobei Probleme mit Partnern und Angehörigen, objektive und subjektiv erlebte Vereinsamung sowie Verlust von Angehörigen durch Tod am häufigsten war.

Für das *Erkennen und Beurteilen von Suizidalität* sind notwendig:

1. *offenes, direktes, ernstnehmendes Nachfragen* nach Wunsch nach Ruhe, Pause im Leben, nach Todeswünschen, nach konkreteren Suizidgedanken, -absichten oder gar -plänen, nach früheren Suizidversuchen in der Vorgeschichte, nach derzeit bindenden Faktoren, nach Aufgaben und wichtigen Bezugspersonen im Leben (Tabelle 11).
2. Weiterhin sind notwendig das *Wissen um Risikopsychopathologie und -situationen,* wie in obigen Tabellen aufgeführt.

Bei der Suizidalität alter Menschen scheint es sich um ein *komplexes Bedingungsgefüge* zu handeln, wobei die subjektive Situation (z. B. Isolation, Vereinsamung, Fehlen einer intimen vertrauensvollen Beziehung, gerade Verwitwetsein nach Bojanowski 1976; Bungard 1977; Murphy 1983), das Fehlen bzw. der Verlust sozialer Einbettung und eines sozialen Netzwerkes (z. B. Murphy 1983; Böhm 1988; Vogel u. Wolfersdorf 1989), das Vorliegen körperlicher Erkrankungen (Murphy 1983, 1989; Summa 1988; Copeland 1988) neben der psychischen Erkrankung - hier Depression - wichtig werden. Besonders geachtet werden soll auch auf Zeichen indirekten selbstzerstörerischen Verhaltens. Die Antizipation von Sinn- und Nutzlosigkeit des eigenen Lebens, von seelischem und körperlichem Schmerz, von chronischer Erkrankung, die Einschränkung von Lebensvollzugsmöglichkeiten, Gefühle von Hoffnungslosigkeit sowie depressive Herabgestimmtheit mit affektiv-kognitiver Einengung werden dann wesentliche Faktoren für das Zustandekommen suizidaler Handlungen im höheren Lebensalter.

Tabelle 11. Wichtige Schritte zur Abklärung von akuter Suizidalität

1. Erkennen, daß jemand suizidal ist: offenes, direktes Nachfragen (Information, Identifikation, Verdacht)
2. Form der Suizidalität abklären:
   - Wunsch nach Ruhe, Pause im Leben (eher passiv, Hoffnung; was muß eintreten, daß daraus eine aktiv intendierte Suizidhandlung wird?)
   - Todeswunsch (eher tot sein wollen, als so weiterleben; eher passiver; s. oben)
   - Suizidgedanken
   - Suizidabsichten
   - Suizidpläne
   - Suizidale Handlung (SV begonnen, abgebrochener Versuch)

   } (wie sind die Gedanken, Pläne jetzt unter Therapie; aktiv)
3. Kurzzeitprognose, d. h. Wahrscheinlichkeit des Eintretens einer suizidalen Handlung in den nächsten Stunden (Ereigniswahrscheinlichkeit)

Anmerkungen zu therapeutischen Ansätzen

An dieser Stelle sollen nicht die Grundzüge antidepressiver Therapie bei alten depressiven Menschen aufgelistet werden; eine Übersicht findet sich in Tabelle 12. Da in der Literatur für den hilfreichen Umgang mit depressiv Kranken selten Hinweise zu finden sind, sollen einige Anmerkungen zur spezifischen Beziehungsproblematik, wie sie sich in der Arbeit mit alten Depressiven ergibt, gemacht werden. Dabei werden nur einige Schwerpunkte herausgegriffen, die in der eigenen *psychotherapeutischen Arbeit* bei alten depressiven Menschen aufgefallen sind:

1. Der *Zeitaspekt* eines alten depressiven Menschen ist anders als der eines im mittleren Lebensalter. Das Alter endet als dritter Lebensabschnitt mit dem Tod. Die Zeitspanne nach vorne wird für den alten Depressiven immer kürzer, die Zeitspanne nach hinten immer länger. Beim Blick nach hinten stellen sich Fragen nach dem, „was geleistet“ wurde, nach der Sinn- und

Tabelle 12. Therapieansätze bei älteren und alten depressiv Kranken - Stichworte

Pharmakotherapie: Antidepressiva, Neuroleptika, Tranquilizer, Hypnotika (Alters- und Substanzbesonderheiten beachten)
Internistische Mitbehandlung (diagnostische Abklärung häufig nötig)

Körperbezogene Aktivierung: Krankengymnastik, Gymnastik, Wanderungen, Massagen, physikalische Therapie

Psychotherapie: Einzelgespräche (eher stützendverstehend, einfühlsam akzeptierend, selten methodische Psychotherapie)
Gruppengespräche (in der Klinik)

Angehörigengruppe: Familiengespräche, Einbeziehung von Kindern

Umfeld: Einbeziehung von Nachbarschaftshilfe; „Essen auf Rädern"; Sozialstation, Sozialpsychiatrische Dienste; Angebote der Gemeinde (Seniorentreff, Altenclub, Kirchengemeinde), Telefonseelsorge als Gesprächspartner, Laienhelfer

Werthaftigkeit des Lebens (wahnhafte Depression: Schuld- und Verarmungsideen), beim Blick nach vorne stellt sich die Frage nach der weiteren Sinnhaftigkeit des immer kürzer werdenden Abschnittes, die sich im wesentlichen aus den vorhandenen sozialen Bezügen ergibt. Dieser Aspekt ist aktiv von therapeutischer Seite zum Thema zu machen, wobei die gemeinsame Vermeidung dieser Thematik auf Patientenseite in Zusammenhang mit dem Erschrecken vor der Entwicklung auf den Tod hin zusammenhängen mag, auf therapeutischer Seite oft mit dem deutlichen Altersunterschied zwischen Therapeut/Arzt und Patient. In den meisten Fällen sind es ja wesentlich jüngere Ärzte, die sich mit ihrem alten depressiven Patienten mit Sinnfragen, mit Fragen von Sterben und Tod, welche „fach-übergreifend" auch in den religiösen Bereich hineinragen können, zu befassen haben. Empfehlungen, sich ein Hobby zu nehmen, sich um die Enkelkinder zu kümmern, sich im Alter zu entspannen, doch froh zu sein, daß man sich nicht mehr so abhetzen müsse, sind zwar gut gemeint, gehen aber an der Problematik von Entwicklung zum Tode, an einem Prozeß des Abschlusses von Leben vorbei und entbehren so der Ernsthaftigkeit, auf die ein depressiver Mensch im Alter Anspruch hat.

2. Für viele alte Menschen ist es weniger die *Angst vor dem Tod,* sondern *vor Siechtum, Pflegebedürftigkeit,* Angewiesensein auf andere Menschen, die Gefahr des Eingewiesenwerdens in Pflegeabteilungen, gerontopsychiatrische Abteilungen, die Gefahr des anonymen Versterbens, Ängste, die besonders dann auftreten, wenn der Partner bereits verstorben ist. Hier werden in der Depression verstärkt Wünsche an Angehörige, an Partner, an Ärzte deutlich, die in Richtung Nähe und Fürsorge, Betreutwerden und Versorgtwerden gehen.
3. Der klinisch tätige Arzt vergißt oft, daß für alte depressive Menschen in stationärer Behandlung *zum Zeitpunkt ihrer Entlassung* aus der Klinik *häufig erneut depressionsfördernde Veränderungen* bevorstehen. Aufgrund von Hilfs- oder Pflegebedürftigkeit, sozialer Isolation und Vereinsamung steht oft ein Wechsel des Lebensraumes an. Ein bisher selbständiger, jetzt aber auf Hilfe angewiesener alter Mensch muß z. B. in die Familie seiner Kinder, er muß in ein Pflegeheim, in ein Altenheim. Damit kommt es erneut zum Verlust von vertrauten und bedeutsam gewordenen Personen, Objekten, Umfeldbezügen, also Situationen, die anerkannterweise depressionsfördernd und -auslösend sein können.
4. Beim Umgang mit *alten depressiven Menschen* sollte man sich grundsätzlich immer wieder verdeutlichen, daß es sich in der Regel um einen gegenüber dem Therapeuten älteren Patienten handelt, der auf einen langen Lebensabschnitt zurückblickt, eine *gewordene Persönlichkeit* darstellt, mit ihren, wenngleich depressiv akzentuierten Lebensmöglichkeiten und Strukturanteilen wesentliche Abschnitte des Lebens mehr oder minder erfolgreich bereits hinter sich

gebracht hat. Eine Gefahr für den Arzt besteht darin, rasch in die Rolle des ungeduldigwerdenden, des drängenden, des aktiveren und aktiver den Patienten sich wünschenden „Kindes" zu kommen und dann vielleicht auch den Anspruch des alten Menschen auf mehr Geduld, den Anspruch auf Verständnis für die Lebensgeschichte einer gewordenen Persönlichkeit als „altersbedingte Einschränkung" zu diagnostizieren, damit den Patienten zu entwerten, ihn letztlich als nicht mehr entscheidungsfähig, nicht mehr zur Selbstverantwortung und auch nicht mehr zu einer Weiterentwicklung und Sinnfindung fähigen Partner zu betrachten. Gerade für den hilfreichen Umgang mit alten depressiven Menschen sollten diese Aspekte stets bewußt sein.

Literatur

Angst J (1986) Epidemiologie der Spätdepression. In: Kielholz P, Adams C (Hrsg) Der alte Mensch als Patient. Deutscher Ärzte-Verlag, Köln, S 83-95

Ayuso-Gutierrez JL, Fuentenebro de Diego F, I Mateo M (1982) Psychosocial factors in later life depression. Int J Soc Psychiatry 28 (2): 137-140

Beck AT, Ward C, Mendelsohn M, Mock J, Erbaugh J (1961) An inventory for measuring depression. Arch Gen Psychiatry 4: 561-571

Beck AT, Weissman A, Lester D, Trexler L (1974) The measurement of pessimism: The Hopelessness-Scale. J Clin Consult Psychol 42: 861-865

Ben-Arie O, Swarz L, Teggin AF, Elk R (1983) The coloured elderly in Cape Town - a psychosocial, psychiatric and medical community survey, Part II: Prevalence of psychiatric disorders. S Afr Med J 64: 1056ff

Blazer D (1989) Depression in the elderly. N Engl J Med 320: 164-166

Blazer D, Williams CD (1980) Epidemiology of dysphoria and depression in an elderly population. Am J Psychiatry 137: 439-444

Blumenthal MD (1980) Depressive illness in old age: Getting behind the mask. Geriatrics 35 (4): 34-43

Böhm M (1988) Zur Phänomenologie und Psychodynamik suizidaler Handlungen bei älteren Menschen. Z Altersforsch 43: 19-24

Bojanovski J, Bojanovsky A (1976) Zur Risikozeit des Selbstmordes bei Geschiedenen und Verwitweten. Nervenarzt 47: 307-309

Bungard W (1977) Isolation, Einsamkeit und Selbstmordgedanken im Alter. Aktuel Gerontol 7: 81-89

Bruder J (1987) Zur Differentialdiagnose von seniler Demenz und Depression. Sandorama 4: 34-36

Conwell Y, Nelson JC, Kim KM, Mazure CM (1989) Depression in late life: age of onset as marker of a subtype. J Affect Dis 17: 189-195

Copeland JRM (1988) Physical ill-health, age and depression. In: Helgason T, Daly RJ (eds) Depressive illness: Prediction of course and outcome. Springer, Berlin Heidelberg New York Tokyo, pp 118-125

Dilling H, Weyerer S, Castell R (1984) Psychische Erkrankungen in der Bevölkerung. Eine Felduntersuchung zur psychiatrischen Morbidität und zur Inanspruchnahme ärztlicher Institutionen in drei kleinstädtisch-ländlichen Gemeinden des Landkreises Traunstein/Oberbayern. Enke, Stuttgart

Dorpat TL, Ripley HS (1960) A study of suicide in the Seattle area. Compr Psychiatry 1: 349-359

Gurland B, Copeland J, Kuriansky J, Kelleher M, Sharpe L, Dean LL (1983) The mind and mood of aging. Haworth, New York; Croom Helm London

Hamilton M (1960) A rating scale for depression. J Neurol Psychiatry 23: 56-62

Koenig HG, Meador KG, Cohen HJ, Blazer DG (1988) Self-rated depression scales and screening for major depression in the older hospitalized patient with medical illness. J Am Geriatr Soc 36: 699-706

Kreitman N (1986) Die Epidemiologie des Suizides und Parasuizides. In: Kisker KP et al (Hrsg) Psychiatrie der Gegenwart, Bd 2. Springer, Berlin Heidelberg New York Tokyo, S 87-106

Mann AH, Wood K, Cross P, Gurland B, Schieber P, Häfner H (1984) Institutional care of the elderly: A comparison of the cities of New York, London and Mannheim. Soc Psychiatry 19: 97-102

Metzger R, Wolfersdorf M (1987) Suizide stationär behandelter depressiver Patienten. Ein Vergleich mit depressiven Patienten. Ein Vergleich mit depressiven Patienten ohne Kliniksuizid. In: Wolfersdorf M, Vogel R (Hrsg) Suizidalität bei stationären psychiatrischen Patienten. Weissenhof Verlag Dr. Jens Kunow, Weinsberg, S 175-192

Meyers BS, Greenberg R, Mei-Tal V (1985) Delusional depression in the elderly. In: Shamoian CA (ed) Treatment of affective disorders in the elderly. American Psychiatric Press, Washington DC, pp 17-28

Miles C (1977) Conditions predisposing to suicide: A review. J Nerv Ment Dis 164: 231-246

Modestin J, Kopp WC (1988) Study on suicide in depressed inpatients. J Affect Dis 15: 157-162

Morgan K, Dallosso HM, Arie T, Byrne EJ, Jones R, Waite J (1987) Mental health and psychological well-being among the very old living at home. Br J Psychiatrie 150: 801-807

Murphy E (1983) The prognosis of depression in old age. Br J Psychiatry 142: 111-119

Murphy E (1989) Depressionen im Alter. In: Kisker KP et al. (Hrsg) Psychiatrie der Gegenwart, Bd 8: Alterspsychiatrie. Springer, Berlin Heidelberg New York Tokyo, S 225-251

Myers JK, Weissmann MM, Tischler GL et al. (1984) Six month prevalence of psychiatric disorders in three communities. Arch Gen Psychiatry 41: 959-967

Nelson FL (1986) Indirektes selbstzerstörerisches Verhalten in fünf Behandlungsgruppen. Suizidprophylaxe 13: 19-42

Nelson FL, Farberow NL (1977) Indirect suicide in the elderly chronically ill patient. In: Achte K, Lönnquist J (eds) Suicide research. Psychiatria Fennica, Helsinki

Nelson FL, Farberow NL (1980) Indirect self-destructrive behavior in the elderly nursing home patient. J Gerontol 35: 949-957

Nutall EA, Evenson RC, Cho DW (1980) Patients of a public state mental health system who commit suicide. J Nerv Ment Dis 168: 424-427

Pokorny AD (1964) Suicide rates in various psychiatric disorders. J Nerv Ment Dis 139: 99-506

Robins E, Murphy GE, Wilkinson RH jr, Gassner S, Kayers J (1959) Some clinical considerations in the prevention of suicide based on a study of 134 successful suicides. Am J Publ Health 49: 888-899

Roose ST, Glassman AH, Walsh T, Woodrings S, Vitalherne J (1983) Depression, delusions and suicide. Am J Psychiatry 140: 1159-1162

Roth W (1989) Die wahnhafte Depression. Dissertation, Fak. Klin. Med. Universität Ulm

Roy A (1983) Suicide in depressives. Compr Psychiatry 24: 487-491

Roy A (1984) Suicide in recurrent affective disorder patients. Can J Psychiatry 29: 319-322

Ruegg RG, Zisook S, Swerdlow NR (1988) Depression in the aged. An overview. Psychiat Clin N Am 11: 83-99

Schmidtke A, Häfner H, Möller H-J, Wedler H, Böhme K (1988) Frequencis and trends in attempted suicide in the Federal Republic of Germany: A methodological study. In: Möller H-J, Schmidtke A, Welz R (eds) Current issues of suicidology. Springer, Berlin Heidelberg New York Tokyo, pp 14-25

Simon RJ (1989) Silent suicide in the elderly. Bull Am Acad Psychiatry Law 17: 83-95

Steiner B (1989) Der Verlauf depressiver Erkrankungen unter besonderer Berücksichtigung sozialer Faktoren - Ergebnisse einer einjährigen prospektiven Katamnesestudie. Dissertation, Universität Ulm

Steiner B, Wolfersdorf M, Keller F (1988) Sozialstruktur und Psychopathologie bei suizidalen Depressiven. In: Wolfersdorf M, Wedler H (Hrsg) Beratung und psychotherapeutische Arbeit mit Suizidgefährdeten. Roderer, Regensburg

Summa JD (1988) Körperliche Erkrankungen als Risikofaktoren von Suizidhandlungen im Alter. In: Böhme K, Lungershausen E (Hrsg) Suizid und Depression im Alter. Roderer, Regensburg, S 118-129

Temoche A, Pugh T, MacMahon B (1964) Suicide rates amongst current and former mental institution patients. J Nerv Ment Dis 138: 124-130

Vogel R, Wolfersdorf M (1989) Suicide and mental illness in the elderly. Psychopathology 22: 202-207

Weissman MM, Myers JK (1979) Depression in the elderly: Research directions in psychopathology, epidemiology and treatment. J Geriatr Psychiatry 12: 187-201

Wells CH (1979) Pseudodementia. Am J Psychiatry 136: 7 ff

Wittchen HU, Rupp H (1984) Diagnostic Interview Schedule: Deutsche Version. Max-Planck-Institut für Psychiatrie, München

Wolfersdorf M (1989 a) Depression und Suizidalität. Diagnostische Kennzeichen eines Überschneidungsbereiches. Neurol Psychiat 3: 232-247

Wolfersdorf M (1989 b) Suizid bei stationären psychiatrischen Patienten. Roderer, Regensburg

Wolfersdorf M, Braun M, Keller F, Steiner B, Vogel R (1988) Kliniksuizid und Depression. Einige Ergebnisse einer Kontrollgruppen-Untersuchung. In: Böhme K, Lungershausen E (Hrsg) Suizid und Depression im Alter. Roderer, Regensburg, S 162-180

Wolfersdorf M, Keller F, Wohlt R (1985) Zur Klientel der Weissenauer und Reichenauer Depressionsstation. In: Wolfersdorf M, Wohlt R, Hole G (Hrsg) Depressionsstationen. Roderer, Regensburg, S 141-175

Zung WWK (1965) A self-rating depression scale. Arch Gen Psychiatry 12: 63-70

Diskussion

Rüther: Ist es wissenschaftlich gesichert, daß wahnhafte Depressionen gehäuft zu Suizidversuchen und Suiziden führen?

Wolfersdorf: Mir ist nur die Studie von Roose [Roose, S. P.; Glassman, A. H.; Walsh, T.; Woodring, S.; Vitalherne, J. (1983) Depression, delusions and suicide, Am. J. Psychiatry 140: 1159-1162] bekannt, die 1983 im American Journal of Psychiatry publiziert wurde, in der gezeigt werden konnte, daß es bei endogen depressiven Patienten mit Wahn signifikant häufiger zu Suiziden gekommen ist im Vergleich zu endogen depressiven Patienten ohne Wahn. Wir haben versucht, diese Studie zu replizieren [Wolfersdorf, M.; Keller, F.; Steiner, B. (1987) Delusional depression and suicide, Acta Psychiatr. Scand 76: 359-363] und konnten innerhalb eines Beobachtungszeitraums von 2 Jahren poststationär dieses Ergebnis nicht bestätigen. Wir haben in dieser Studie 40 depressive Patienten mit Wahnzuständen verglichen mit einer Matched-pair-Kontrollgruppe endogen depressiver ohne Wahn und konnten keine erhöhte Suizidrate und auch keine erhöhten Suizidversuchsraten beobachten. Allerdings machten wir die Beobachtung, daß sich bei den depressiven Patienten mit Wahnsymptomatik neben einem Suizidgipfel in der 1. Woche der stationären Aufnahme ein weiterer Suizidgipfel erst in der 4.-6. Woche entwikkelt. Wir haben dieses Ergebnis so interpretiert, daß das Abklingen der Wahnsymptomatik vom Pflege- und auch vom ärztlichen Personal weitgehend mit Therapieerfolg gleichgesetzt worden ist und dem Patienten unbewußt eine reduzierte Fürsorge, weniger Kommunikation entgegengebracht wurde. In dieser Situation suizidiert sich dann der Patient, da die wahnhafte Symptomatik zwar abgeklungen war, die Depression jedoch weiterhin bestand.

v. Zerssen: Depressivität geht vor allem bei alten Männern, insbesondere bei verwitweten, mit Suizidalität einher. Deswegen ist gerade der niedergelassene Arzt hier hinsichtlich der Vermittlung von sozialer Kompetenz besonders gefordert. Gerade die fehlende soziale Unterstützung stellt bei alten Menschen einen ganz erheblichen Risikofaktor für Depressivität, für Suizid und auch für körperliche Erkrankungen und schlechtes Ansprechen auf jegliche Therapiemaßnahmen dar.

Linden: Ich möchte noch einmal die Besonderheiten der Diagnostik depressiver Symptome bzw. depressiver Erkrankungen im Alter ansprechen. In unserer Berliner Altersstudie haben wir Patienten sowohl extensiv psychiatrisch wie auch internistisch untersucht und finden sehr hohe Raten an Co- und Multimorbidität sowohl im psychiatrischen wie auch im internistischen Bereich. Es finden sich kaum Patienten mit weniger als z. B. fünf Diagnosen. Hinsichtlich der Diagnose eines depressiven Syndroms stellt sich in diesem Zusammenhang die Frage der Itemvalidität. Bestimmte Depressions-Items, z. B. der HAMD, deren Werte in den Depressions-Summenscore eingehen, können genausogut durch organische Erkrankungen erklärt werden, etwa wenn der Patient angibt: „Ich kann nicht mehr so gut denken wie früher, ich fühle mich antriebslos, ich fühle mich müde, ich kann nicht mehr so gut schlafen." Die Frage ist, wie man verhindern kann, daß allgemeine körperliche Erschöpfungssyndrome, Alterungssyndrome, dementielle Symptomatik u. ä. als Depression mißverstanden und fälschlicherweise thymoleptisch behandelt werden.

Wolfersdorf: Natürlich können vom Patienten geäußerte Schlafstörungen, Appetitstörungen oder Schwächegefühle auch Folgen von körperlichen Erkrankungen oder Altersphänomene sein. Wir haben zu dieser Thematik: „Körperliche Erkrankung und Depressivität" vor kurzem ein regionales Symposium mit Internisten, Endokrinologen, Neurologen und Rheumatologen durchgeführt und kamen zu dem Ergebnis, daß dieses Problem nicht eindeutig lösbar ist. In der Literatur gibt es hierzu Empfehlungen von Kathol bzw. Stewart [Kathol, R. G.; Petty, F. (1981) Relationship of depression to medical illness, J. Affect Dis. 3: 111-121; Stewart, M. A., Drake, F., Winokur, G. (1985) Depression among medically ill patients. Dis. Nerv. Syst. 26: 479-485] in die Beurteilung der Diagnose eines depressiven Syndroms im Alter nicht die körperlichen Symptome einzubeziehen, sondern den Schwerpunkt auf die Beurteilung der kognitiven Symptomatik zu legen. Die Autoren konnten mit dieser Vorgehensweise ihre Patienten deutlich trennen in internistisch Kranke mit einer Symptomatik, die auch ins depressive Syndrom gehören könnte und internistisch Kranke mit gleichzeitig bestehendem depressiven Syndrom. Insgesamt gesehen halte ich jedoch diese Problematik für noch unzufriedenstellend gelöst. Unabhängig davon zeigen allerdings die vorliegenden Erkenntnisse, daß Depressionen im Alter eher diagnostisch übersehen und auch nicht adäquat behandelt werden. – Anfügen möchte ich noch einmal als Empfehlung an den niedergelassenen Hausarzt, unbedingt bei alten depressiven Patienten selbstzerstörerisches Verhalten, wie z. B. nichts mehr essen und trinken, abzuklären. Das Vorliegen einer akuten Suizidalität bei alten vereinsamten depressiven Menschen stellt für mich ein absolutes Einweisungskriterium in eine psychiatrische Klinik dar.

Merksätze für die Praxis

Depression und Suizidalität im Alter

1. Im Alter kommen depressive Verstimmungen häufig vor. Depressivität und Depressionen werden im Alter diagnostisch oft übersehen und dementsprechend häufig nicht adäquat behandelt.

2. Das klinische Bild der Depression im Alter zeigt Akzentuierungen (Erstarrtheit, vegetativer Schwerpunkt, Wahnsymptomatik, etc.). Bei alten Menschen können die sogenannte depressive Pseudodemenz einerseits, andererseits aber auch die Abgrenzung zur Trauer besondere differentialdiagnostische Schwierigkeiten bereiten. Oft wird bei gleichzeitig vorliegenden körperlichen Erkrankungen zu wenig auf die kognitive Symptomatik einer Depression im Alter geachtet.

3. Bei jeder depressiven Symptomatik muß dem Erfragen und der Einschätzung der Suizidalität im ärztlichen Gespräch besondere Aufmerksamkeit gewidmet werden. Beim alten depressiven Menschen muß auch auf indirekte selbstzerstörerische Verhaltensweisen (z. B. Vernachlässigung der regelmäßigen Nahrungsaufnahme) geachtet werden.

4. Depressiver Wahn, Suizidgedanken und Absichten mit hohem und konkretem Handlungsdruck sowie Hinweise auf Suizidversuche in der jüngsten Vorgeschichte sind dringliche Indikationen für die Einweisung in eine (psychiatrische) Klinik.

5. Diagnostik und Einschätzung der Suizidalität setzt das offene Gespräch mit dem Patienten sowie die Kenntnis der Risikopsychopathologie und der Risikosituationen voraus.

6. Bei der medikamentösen Behandlung von Depressivität und Suizidalität im höheren Lebensalter sind alle Regeln zu beachten, die grundsätzlich für den Einsatz von Medikamenten im höheren Lebensalter gültig sind.

7. Das ärztliche Gespräch mit alten depressiven Menschen muß auf die psychologischen und situativen Besonderheiten der Menschen im hohen Lebensalter Rücksicht nehmen.